妇儿疾病诊治与护理实施

冯　静　毕艳秋　张　蕊
王海立　张　娜　杨　柳　　著

U0352517

汕頭大學出版社

图书在版编目（CIP）数据

妇儿疾病诊治与护理实施 / 冯静等著 . -- 汕头 ：
汕头大学出版社，2024.4
ISBN 978-7-5658-5274-9

Ⅰ．①妇… Ⅱ．①冯… Ⅲ．①妇产科病－诊疗②小儿
疾病－诊疗③妇产科病－护理④小儿疾病－护理 Ⅳ．
① R71 ② R72 ③ R473.71 ④ R473.72

中国国家版本馆 CIP 数据核字（2024）第 085216 号

妇儿疾病诊治与护理实施
FUER JIBING ZHENZHI YU HULI SHISHI

作　　者：冯　静　毕艳秋　张　蕊　王海立　张　娜　杨　柳
责任编辑：陈　莹
责任技编：黄东生
封面设计：刘梦杏
出版发行：汕头大学出版社
　　　　　广东省汕头市大学路 243 号汕头大学校园内　邮政编码：515063
电　　话：0754-82904613
印　　刷：廊坊市海涛印刷有限公司
开　　本：710mm×1000mm　1/16
印　　张：8.25
字　　数：145 千字
版　　次：2024 年 4 月第 1 版
印　　次：2024 年 4 月第 1 次印刷
定　　价：68.00 元
ISBN 978-7-5658-5274-9

版权所有，翻版必究
如发现印装质量问题，请与承印厂联系退换

随着现代科技的飞速发展，医学的进步也日新月异，临床妇儿医学科研成果更是层出不穷。为满足妇产科与儿科医生和护士临床实践的需要，使其在临床实践的过程中能更好地把妇儿医学理论知识与临床实践相结合，特写作了本书。

本书以解决临床中实际遇到的问题为立足点，以临床诊疗和护理为线索，对目前诊疗中的困惑、局限与不足以及诊疗实践中应注意的问题等进行了分析，并探讨了妇产科研究热点及护理措施，以启发和培养医师和护士的临床创新思维。本书由浅入深地阐述了妇科内分泌疾病、妇女子宫相关疾病、女性恶性肿瘤，并系统地分析了小儿呼吸系统疾病、小儿消化系统疾病与小儿神经系统疾病等内容。本书更贴近临床，并把新理论、新知识、新技术精辟简明地融入书中，以便临床医生及护士理解和学习，启发其临床思维。

由于笔者水平有限，书中难免有不足之处，请各位同人、前辈不吝赐教，以使本书趋于完善。

目 录

第一章　妇科内分泌疾病的诊疗与护理实施

第一节　多囊卵巢综合征

多囊卵巢综合征（Polycystic ovary syndrome，PCOS）是一种最常见的妇科内分泌疾病之一。在临床上以雄激素过高的临床或生化表现、持续无排卵、卵巢多囊改变为特征，常伴有胰岛素抵抗和肥胖。其病因至今尚未阐明，目前研究认为，其可能是由于某些遗传基因与环境因素相互作用所致。

一、临床表现

PCOS多起病于青春期，主要临床表现包括月经失调、雄激素过量和肥胖。

（一）月经失调

月经失调为最主要症状。多表现为月经稀发（周期35d至6个月）或闭经，闭经前常有经量过少或月经稀发，也可表现为不规则子宫出血，月经周期或行经期或经量无规律性。

（二）不孕

生育期妇女因排卵障碍导致不孕。

（三）多毛、痤疮

多毛、痤疮是高雄激素血症最常见的表现。出现不同程度多毛，以性毛为主，阴毛浓密且呈男性型倾向，延及肛周、腹股沟或腹中线，也有出现上唇和（或）下颌细须或乳晕周围有长毛等。油脂性皮肤及痤疮常见，与体内雄激素积聚刺激皮脂腺分泌旺盛有关。

（四）肥胖

50%以上的患者肥胖（体重指数不小于25），且常呈腹部肥胖型（腰围/臀围不小于0.80）。肥胖与胰岛素抵抗、雄激素过多、游离睾酮比例增加及与瘦素抵抗有关。

（五）黑棘皮症

阴唇、颈背部、腋下、乳房下和腹股沟等处皮肤皱褶部位出现灰褐色色素沉着，呈对称性，皮肤增厚，质地柔软。

二、辅助检查

（一）基础体温测定

基础体温测定表现为单相型基础体温曲线。

（二）超声检查

超声检查可见卵巢增大，包膜回声增强，轮廓较光滑，间质回声增强；一侧或两侧卵巢各有12个及以上直径为2~9mm的无回声区，围绕卵巢边缘，呈车轮状排列，称为"项链征"。连续监测未见主导卵泡发育及排卵迹象。

（三）腹腔镜检查

腹腔镜检查可见卵巢增大，包膜增厚，表面光滑，呈灰白色，有新生血管。包膜下显露多个卵泡，无排卵征象，如无排卵孔、无血体、无黄体。镜下取卵巢活组织检查可确诊。

（四）诊断性刮宫

诊断性刮宫应选在月经前数日或月经来潮6小时内进行，刮出的子宫内膜呈不同程度增生改变，无分泌期变化。对闭经或月经不规律者，可以了解子宫内膜增生情况。目前临床较少使用。

（五）内分泌测定

1.血清雄激素

睾酮水平通常不超过正常范围上限的2倍，雄烯二酮常升高，脱氢表雄酮、硫酸脱氢表雄酮正常或轻度升高。

2.血清FSH、LH

血清FSH正常或偏低，LH升高，但无排卵前LH峰值出现。LH/FSH比值不小于2～3。LH/FSH比值升高多出现于非肥胖型患者，肥胖患者因瘦素等因素对中枢LH的抑制作用，LH/FSH比值也可在正常范围。

3.血清雌激素

雌酮（E_1）升高，雌二醇（E_2）正常或轻度升高，并恒定于早卵泡期水平，$E_1/E_2 > 1$，高于正常周期。

4.尿17-酮类固醇

正常或轻度升高。正常时提示雄激素来源于卵巢，升高时提示肾上腺功能亢进。

5.血清催乳素（PRL）

20%～35%的患者可伴有血清PRL轻度增高。

6.抗米勒管激素（AMH）

血清AMH多为正常人的2～4倍。

7.其他

腹部肥胖型患者，应检测空腹血糖及口服葡萄糖耐量试验（OGTT），还应检测空腹胰岛素及葡萄糖负荷后血清胰岛素。肥胖型患者可有甘油三酯增高。

三、诊断

PCOS的诊断是排除性诊断。因临床表型的异质性，诊断标准存在争议。国际上先后制定NIH、鹿特丹、AES等多个诊断标准，目前采用较多的是鹿特丹标准。

（1）稀发排卵或无排卵。

（2）高雄激素的临床表现和（或）高雄激素血症。

（3）卵巢多囊改变：超声提示一侧或双侧卵巢直径2～9mm的卵泡不少于12

个，和（或）卵巢体积不小于10mL。

（4）3项中符合2项并排除其他高雄激素病因。

为更适应我国临床实际，原卫生部颁布了《多囊卵巢综合征诊断》（WS330—2011），具体如下：月经稀发、闭经或不规则子宫出血是诊断的必需条件；同时符合下列2项中的一项，并排除其他可能引起高雄激素和排卵异常的疾病即可诊断为PCOS：①高雄激素的临床表现或高雄激素血症。②超声表现为PCO。

四、治疗

（一）调整生活方式

对肥胖型多囊卵巢综合征患者，应控制饮食、增加运动，以降低体重、缩小腰围，可增加胰岛素敏感性，降低胰岛素、睾酮水平，从而恢复排卵及生育功能。

（二）药物治疗

1.调节月经周期

定期合理应用药物，对控制月经周期非常重要。

（1）口服避孕药：为雌孕激素联合周期疗法，孕激素通过负反馈抑制垂体LH异常高分泌，减少卵巢产生雄激素，并可直接作用于子宫内膜，抑制子宫内膜过度增生和调节月经周期。雌激素可促进肝脏产生性激素结合球蛋白，减少游离睾酮。常用口服短效避孕药，周期性服用，疗程一般为3~6个月，可重复使用。能有效抑制毛发生长和治疗痤疮。

（2）孕激素后半周期疗法：可调节月经并保护子宫内膜，对LH过高分泌同样有抑制作用。也可达到恢复排卵效果。

2.降低血雄激素水平

（1）糖皮质激素：适用于多囊卵巢综合征的雄激素过多为肾上腺来源或肾上腺和卵巢混合来源者。常用药物为地塞米松，每晚0.25mg口服，能有效抑制脱氢表雄酮硫酸盐浓度。剂量不宜超过每日0.5mg，以免过度抑制垂体-肾上腺轴功能。

（2）环丙孕酮：为17-羟孕酮类衍生物，具有很强的抗雄激素作用，能抑制垂体促性腺激素的分泌，使体内睾酮水平降低。与炔雌醇组成口服避孕药，对降低高雄激素血症和治疗高雄激素体征有效。

（3）螺内酯：是醛固酮受体的竞争性抑制剂，抗雄激素机制是抑制卵巢和肾上腺合成雄激素，增强雄激素分解，并有在毛囊竞争雄激素受体作用。剂量为每日40～200mg，治疗多毛需用药6～9个月。出现月经不规则，可与口服避孕药联合应用。

3.改善胰岛素抵抗

对肥胖或有胰岛素抵抗患者常用胰岛素增敏剂。二甲双胍可抑制肝脏合成葡萄糖，增加外周组织对胰岛素的敏感性。通过降低血胰岛素水平达到纠正患者高雄激素状态，改善卵巢排卵功能，提高促排卵治疗的效果。常用剂量为每次口服500mg，每日2～3次。

4.诱发排卵

对有生育要求者，在生活方式调整、抗雄激素和改善胰岛素抵抗等基础治疗后，再进行促排卵治疗。氯米芬为传统一线促排卵药物，氯米芬抵抗患者可给予来曲唑或二线促排卵药物（如促性腺激素）等。诱发排卵时易发生卵巢过度刺激综合征，需严密监测，加强预防措施。

（三）手术治疗

1.腹腔镜下卵巢打孔术

对LH和游离睾酮升高者效果较好。腹腔镜下卵巢打孔术的促排卵机制为破坏产生雄激素的卵巢间质，间接调节垂体–卵巢轴，使血清LH及睾酮水平下降，增加妊娠机会，并可能降低流产的风险。在腹腔镜下对多囊卵巢应用电针或激光打孔，每侧卵巢打孔以4个为宜，并且注意打孔深度和避开卵巢门，可获得90%的排卵率和70%的妊娠率。腹腔镜下卵巢打孔术可能出现的问题有治疗无效、盆腔粘连及卵巢功能低下。

2.卵巢楔形切除术

将双侧卵巢各楔形切除1/3可降低雄激素水平，减轻多毛症状，提高妊娠率。术后卵巢周围粘连发生率较高，临床已不常用。

五、护理措施

（一）心理护理

患者往往多年不孕，心理问题较为突出，多数患者受到来自家庭和社会的双重压力，部分患者甚至面临家庭破裂的危险。为了生育，她们四处求医，一般均在外做过检查和治疗，经治疗失败后，均对试管婴儿抱有极高的期望。而行试管婴儿技术患者不但需承受较高的经济负担外，还必须面对试管婴儿成功率低的现实，所以在护理卵巢过度刺激综合征（OHSS）患者中，心理护理非常重要。护士需要针对患者的年龄、性格及文化层次，入院后首先应热情接待患者，建立一个相互信任的护患关系，实施"以患者为中心"的整体护理，耐心倾听患者表达自己的感受，尊重患者的隐私，关心、安慰患者，理解患者渴望助孕成功的迫切心情，介绍影响试管婴儿成败的各个环节、疾病知识和住院治疗的大致过程，指导患者配合检查和治疗，嘱患者应保持平和的心态，以积极、乐观的态度面对疾病，顺其自然，举同种病例治愈的例子，增强患者战胜疾病的信心。和患者的亲属配合，嘱家属应给予患者安慰和鼓励，减轻患者来自家庭的压力，使患者从焦虑中走出来，很好地配合治疗和护理。

（二）一般护理

1.饮食护理

由于患者全身体液重新分布于第一腔隙，多伴有腹腔积液，少数有胸腔积液，体内低蛋白血症明显，大多数患者感上腹部腹胀明显，不思饮食，饮食上应鼓励患者少食多餐，进食高蛋白、高热量、富含维生素、清淡易消化饮食，多食新鲜蔬菜和水果，如利尿作用明显的新鲜果汁、西瓜、冬瓜等；适当限制钠的摄入。

2.体位

OHSS患者由于胸腔积液、腹腔积液，常常胸围、腹围增大，体重增加，往往表现为不能平卧，翻身困难，体位上应采取舒适的半卧位，使膈肌下降，有利于呼吸肌的活动，改善呼吸功能，嘱患者翻身、变换体位时动作应轻、慢，协助患者翻身、如厕，防止肿大的卵巢发生扭转。

3.正确监测体重、腹围、出入量

向患者讲解正确监测这三项指标的意义，每日应准确测量并做好记录。测体重时，嘱患者每日清晨排空大小便、不进食水，尽量穿相同的衣服测量；测腹围时，应取平卧位，软尺以脐部为起点，切面与躯干长轴垂直。如体重、腹围过快增加，而出入量明显减少，应及时通知医生，一般24小时尿量不少于600mL。

4.加强基础护理

精心护理，保证患者安全、舒适，患者由于腹腔积液，皮肤张力大，易于受损，应注意皮肤护理，协助翻身，适当活动双下肢，防止发生压疮和下肢静脉栓塞；保持外阴的清洁、卫生，每天外阴擦洗2次。

（三）胸腔穿刺、腹腔穿刺术的护理

OHSS患者胸腔积液、腹腔积液明显时，影响呼吸，往往胸闷、呼吸困难，腹胀难忍，不能耐受，应及时行胸腹腔穿刺术，缓解症状。首先向患者讲解穿刺术的目的与注意事项，使患者知晓穿刺术只能暂时缓解症状，不能根本解决问题，穿刺术有感染、出血、盆腹腔脏器误伤、诱发宫缩导致流产的风险，但一般较为罕见，告知患者应对穿刺术有正确的认识。指导患者配合手术，嘱患者放松紧张情绪，保持良好的心态，同时关心、鼓励患者。穿刺期间，应专人守护，保持负压引流管的通畅，观察引流液的性状和量，术中密切监测患者的呼吸、脉搏、血压，随时询问患者有无心悸、头昏的情况。一般每次穿刺引流量不超过3000mL，术后穿刺点用无菌敷料包扎，观察穿刺点有无渗血、渗液，保持穿刺点局部的清洁、干燥，并做好护理记录。

（四）药物治疗的观察和护理

首先，患者应严格掌握药物的作用、禁忌证、适应证、不良反应及应对措施。大多数OHSS患者需长期服用保胎药、肌内注射保胎针，如常见的达芙通、黄体酮，发生OHSS后一般不再继续肌内注射HCG。OHSS的治疗以支持治疗为主，补充血容量，纠正水、电解质紊乱，预防血栓栓塞，缓解并发症，尽量避免手术干预。扩容胶体以白蛋白为首选，一般用量10～50g/d，低分子右旋糖酐、新鲜血浆、706等；晶体一般有生理盐水和葡萄糖盐水。先胶体后晶体，少入晶体。临床大量应用的是人血白蛋白和低分子右旋糖酐的联合使用，由于人血白蛋白是血液制品，应向患者耐心讲解应用人血白蛋白、低分子右旋糖酐的必要性，输入前应检查患者的肝肾功能，消除患者对应用血液制品的疑虑。输液过程中每天严密监测体温3次，了解有无发热等过敏现象的发生。对于长期肌内注射黄体酮的患者，应注意深部注射，注射后适当延长按压时间，每天可用湿毛巾热敷注射部位，易于药物的吸收，避免局部的硬结。

（五）健康教育

健康教育应贯穿于患者住院期间的整个过程，在全面收集患者资料的情况下，了解患者想要了解的东西，可采取与患者聊天或举行小规模的OHSS知识讲座、散发知识卡片等形式，让患者知晓本病常见的病因、治疗大致过程和住院期间的注意事项，指导患者的活动和休息。在患者出院时，应建立详细的出院指导，应注意门诊随访，如腹痛、腹胀、阴道出血应及时到院检查。

OHSS患者的护理并不是由护士单方面完成的，它需要患者及其家属的密切配合，注重患者的心理感受，加强病情的观察和健康教育，共同发现、分析问题，一起制定护理措施，使患者主动参与到护理中来，可起到事半功倍的护理效果。

第二节　闭经

闭经为常见的妇科症状，表现为无月经或月经停止。根据既往有无月经来潮，闭经分为原发性闭经和继发性闭经两类。原发性闭经指年龄超过14岁，第二性征未发育；或年龄超过16岁，第二性征已发育，月经还未来潮。继发性闭经指正常月经建立后月经停止6个月，或按自身原有月经周期计算停止3个周期以上者。青春期前、妊娠期、哺乳期及绝经后的月经不来潮属生理现象，不在本节讨论。

按生殖轴病变和功能失调的部位分类，闭经可为下丘脑性闭经、垂体性闭经、卵巢性闭经、子宫性闭经以及下生殖道发育异常导致的闭经。世界卫生组织（WHO）也将闭经归纳为三型：Ⅰ型为无内源性雌激素产生，促卵泡生成素（FSH）水平正常或低下，催乳素（PRL）正常水平，无下丘脑–垂体器质性病变的证据；Ⅱ型为有内源性雌激素产生，FSH及PRL水平正常；Ⅲ型为FSH升高，提示卵巢功能衰竭。

一、诊断

闭经是症状，诊断时需先寻找闭经原因，确定病变部位，再明确是何种疾病所引起的。

（一）病史

详细询问月经史，包括初潮年龄、月经周期、经期、经量和闭经期限及伴随症状等。发病前有无导致闭经的诱因，如精神因素、环境改变、体重增减、饮食习惯、剧烈运动、各种疾病及用药情况、职业或学习成绩等。已婚妇女需询问生育史及产后并发症史。原发性闭经应询问第二性征发育情况，了解生长发育史，有无先天缺陷或其他疾病及家族史。

（二）体格检查

检查全身发育状况，有无畸形（包括智力、身高、体重，第二性征发育情况），有无体格发育畸形，甲状腺有无肿大，乳房有无溢乳，皮肤色泽及毛发分布。测量体重、身高，四肢与躯干比例，五官特征。原发性闭经伴性征幼稚者还应检查嗅觉有无缺失。观察精神状态、智力发育、营养和健康状况。妇科检查应注意内外生殖器发育，有无先天缺陷、畸形，已有性生活妇女可通过检查阴道及宫颈黏液了解体内雌激素的水平。腹股沟区有无肿块，第二性征如毛发分布、乳房发育是否正常，乳房有无乳汁分泌等。其中第二性征检查有助于鉴别原发性闭经的病因，缺乏女性第二性征提示从未受过雌激素刺激。多数解剖异常可以通过体格检查发现，但无阳性体征仍不能排除有解剖异常。

（三）辅助检查

生育期妇女闭经首先需排除妊娠。通过病史及体格检查，对闭经病因及病变部位有初步了解，再通过有选择的辅助检查明确诊断。

1.功能试验

（1）药物撤退试验：用于评估体内雌激素水平，以确定闭经程度。

孕激素试验：常用黄体酮、地屈孕酮或醋酸甲羟孕酮，详见表1-1。停药后出现撤药性出血（阳性反应），提示子宫内膜已受一定水平雌激素影响。停药后无撤药性出血（阴性反应），应进一步行雌孕激素序贯试验。

表1-1　孕激素试验用药方法

药物	剂量	用药时间
黄体酮针	每次20mg，1次/天，肌内注射	3～5d
醋酸甲羟孕酮	每次10mg，1次/天，口服	8～10d
地屈孕酮	每次10～20mg，1次/天，口服	8～10d
微粒化黄体酮	每次100mg，2次/天，口服	10d
黄体酮凝胶	每次90mg，1次/天，阴道	10d

雌孕激素序贯试验：适用于孕激素试验阴性的闭经患者。每晚睡前戊酸雌二醇2mg或结合雌激素1.25mg，连服20d，最后10d加用地屈孕酮或醋酸甲羟孕酮，两药停药后发生撤药性出血者为阳性，提示子宫内膜功能正常，可排除子宫性闭经，引起闭经的原因是患者体内雌激素水平低落，应进一步寻找原因；无撤药性出血者为阴性，应重复一次试验，若仍无出血，提示子宫内膜有缺陷或被破坏，可诊断为子宫性闭经。

（2）垂体兴奋试验：又称GnRH刺激试验，了解垂体对GnRH的反应性。注射LHRH后，LH值升高，说明垂体功能正常，病变在下丘脑；经多次重复试验，LH值无升高或升高不显著，说明垂体功能减退，如希恩综合征。

2.激素测定

建议停用雌孕激素药物至少两周后，行FSH、LH、PRL、促甲状腺激素（TSH）等激素测定，以协助诊断。

（1）血甾体激素测定：包括雌二醇、孕酮及睾酮测定。血孕酮水平升高，提示排卵。雌激素水平低，提示卵巢功能不正常或衰竭；睾酮水平高，提示可能为多囊卵巢综合征或卵巢支持-间质细胞瘤等。

（2）催乳素及垂体促性腺激素测定。

（3）肥胖、多毛、痤疮患者还需行胰岛素、雄激素（血睾酮、硫酸脱氢表雄酮、尿17酮等）测定，以及口服葡萄糖耐量试验（OGTT）、胰岛素释放试验等，以确定是否存在胰岛素抵抗、高雄激素血症或先天性21-羟化酶功能缺陷等。Cushing综合征可测定24小时尿皮质醇或1mg地塞米松抑制试验排除。

3.影像学检查

（1）盆腔超声检查：观察盆腔有无子宫，子宫形态、大小及内膜厚度，卵巢大小、形态、卵泡数目等。

（2）子宫输卵管造影：了解有无宫腔病变和宫腔粘连。

（3）CT或磁共振显像：用于盆腔及头部蝶鞍区检查，了解盆腔肿块和中枢神经系统病变性质，诊断卵巢肿瘤、下丘脑病变、垂体微腺瘤、空蝶鞍等。

（4）静脉肾盂造影：怀疑米勒管发育不全综合征时，用以确定有无肾脏畸形。

4.宫腔镜检查

宫腔镜检查能精确诊断宫腔粘连。

5.腹腔镜检查

腹腔镜检查能直视下观察卵巢形态、子宫大小，对诊断多囊卵巢综合征等有价值。

6.染色体检查

染色体检查对原发性闭经病因诊断及鉴别性腺发育不全病因，指导临床处理有重要意义。

7.其他检查

其他检查如靶器官反应检查，包括基础体温测定、子宫内膜取样等。怀疑结核或血吸虫病时，应行内膜培养。

二、治疗

（一）全身治疗

全身治疗占重要地位，包括积极治疗全身性疾病，提高机体体质，供给足够营养，保持标准体重。运动性闭经者应适当减少运动量；应激或精神因素所致闭经者，应进行耐心的心理治疗，缓解精神紧张和焦虑；肿瘤、多囊卵巢综合征等引起的闭经，应对因治疗。

（二）激素治疗

明确病变环节及病因后，给予相应激素治疗以补充体内激素不足或拮抗其过多，达到治疗目的。

1.性激素补充治疗

主要治疗方法如下：

雌激素补充治疗：适用于无子宫者。戊酸雌二醇1mg/d，妊马雌酮0.625mg/d或微粒化17-β雌二醇1mg/d，连用21d，停药1周后重复给药。

雌、孕激素人工周期疗法：适用于有子宫者。上述雌激素连服21d，最后10d同时给予地屈孕酮10～20mg/d或醋酸甲羟孕酮6～10mg/d。

孕激素疗法：适用于体内有一定内源性雌激素水平的Ⅰ度闭经患者，可于月经周期后半期（或撤药性出血第16～25d）口服地屈孕酮10～20mg/d或醋酸甲羟孕酮6～10mg/d。

2.促排卵

适用于有生育要求的患者。对于低Gn闭经患者，在采用雌激素治疗促进生殖器发育，子宫内膜已获得对雌孕激素的反应后，可采用尿促性素（HMG）联合绒促性素（HCG）促进卵泡发育及诱发排卵，由于可能导致卵巢过度刺激综合征（OHSS），严重者可危及生命，故使用促性腺素诱发排卵必须由有经验的医师在有超声和激素水平监测的条件下用药；对于FSH和PRL正常的闭经患者，由于患者体内有一定内源性雌激素，可首选氯米芬作为促排卵药物；对于FSH升高的闭经患者，由于其卵巢功能衰竭，不建议采用促排卵药物治疗。

（1）氯米芬：是最常用的促排卵药物。适用于有一定内源性雌激素水平的无排卵者。作用机制是通过竞争性结合下丘脑细胞内的雌激素受体，以阻断内源性雌激素对下丘脑的负反馈作用，促使下丘脑分泌更多的GnRH及垂体促性腺激素。给药方法为月经第5d始，每日50～100mg，连用5d，治疗剂量选择主要根据体重或BMI、女性年龄和不孕原因，卵泡或孕酮监测不增加治疗妊娠率。不良反应主要包括黄体功能不足、对宫颈黏液的抗雌激素影响、黄素化未破裂卵泡综合征（LUFS）及卵子质量欠佳。

（2）促性腺激素：适用于低促性腺激素闭经及氯米芬促排卵失败者。促卵泡发育的制剂如下：

尿促性素（HMG），内含FSH和LH各75U。

促卵泡生成素，包括尿提取FSH、纯化FSH、基因重组FSH。促成熟卵泡排卵的制剂为绒促性素（HCG）。常用HMG或FSH和HCG联合用药促排卵。HMG或FSH一般每日剂量75～150U，于撤药性出血第3～5d开始，卵巢无反应，每隔7～14d增加半支（37.5IU），直至超声下见优势卵泡，最大225IU/d，待优势卵泡达成熟标准时，再使用HCG5000～10000U促排卵。并发症为多胎妊娠和OHSS。

（3）促性腺激素释放激素（GnRH）：利用其天然制品促排卵，用脉冲皮下注射或静脉给药，适用于下丘脑性闭经。

3.溴隐亭

溴隐亭为多巴胺受体激动剂。通过与垂体多巴胺受体结合，直接抑制垂体PRL分泌，恢复排卵；溴隐亭还可直接抑制分泌PRL的垂体肿瘤细胞生长。单纯高PRL血症患者，每日2.5～5mg，一般在服药的第5～6周能使月经恢复。垂体催乳素瘤患者，每日5～7.5mg，敏感者在服药3个月后肿瘤明显缩小，较少采用手术。

4.其他激素治疗

（1）肾上腺皮质激素：适用于先天性肾上腺皮质增生所致的闭经，一般用泼尼松或地塞米松。

（2）甲状腺素：如甲状腺片，适用于甲状腺功能减退引起的闭经。

（三）辅助生殖技术

对于有生育要求，诱发排卵后未成功妊娠、合并输卵管问题的闭经患者或男方因素不孕者，可采用辅助生殖技术治疗。

（四）手术治疗

针对各种器质性病因，采用相应的手术治疗。

1.生殖器畸形

生殖器畸形如处女膜闭锁、阴道横膈或阴道闭锁，均可通过手术切开或成形，使经血流畅。宫颈发育不良若无法手术矫正，则应行子宫切除术。

2.Asherman综合征

Asherman综合征多采用宫腔镜直视下分离粘连，随后加用大剂量雌激素和放置宫腔内支撑的治疗方法。术后宫腔内支撑放置7~10d，每日口服妊马雌酮2.5mg，第3周始用醋酸甲羟孕酮每日10mg，共7d，根据撤药出血量，重复上述用药3~6个月。宫颈狭窄和粘连可通过宫颈扩张治疗。

3.肿瘤

卵巢肿瘤一经确诊，应予手术治疗。垂体肿瘤患者，应根据肿瘤部位、大小及性质确定治疗方案。对于催乳素瘤，常采用药物治疗，手术多用于药物治疗无效或巨腺瘤产生压迫症状者。其他中枢神经系统肿瘤多采用手术和（或）放疗。含Y染色体的高促性腺激素闭经者，性腺易发生肿瘤，应行手术治疗。

三、护理措施

（一）一般护理

给予足够的营养，鼓励患者加强锻炼，保持标准体重，增强体质。

（二）检查配合

做功能试验的检查，要保证患者在正确的时间用正确的药物并随访用药后的反应，如是否有撤药性出血；做激素水平测定，要保证患者在正确的时间收集检查的样做影像学检查，要做好检查前的准备工作和检查后的护理，做宫腔镜和腹腔镜检查，要做好手术前后的护理。

（三）心理护理

心理护理对闭经患者非常重要。要与患者建立良好的护患关系，鼓励患者表达自己的感受，鼓励患者对健康、治疗和预后提出问题。主动向患者提供诊疗信息，帮助患者正确认识闭经与女性特征、生育及健康的关系，帮助其澄清一些观念，减轻或解除疾病对患者的心理影响；促进患者的社交活动，鼓励患者与同伴、亲人交往，参与社会活动，达到减轻心理压力的目的；嘱患者保持心情舒畅，正确对待疾病。

（四）健康指导

指导患者合理用药，说明性激素的作用、副反应、剂量、具体用药方法、用药时间等；指导患者做好用药和治疗的随访和自我监测；指导患者进行自我心理调节，增强应激能力；指导患者采用有效减轻心理压力的方法。

第三节　绝经综合征

绝经综合征指妇女绝经前后出现性激素波动或减少所致的一系列躯体及精神心理症状。绝经分为自然绝经和人工绝经。自然绝经指卵巢内卵泡生理性耗竭所致的绝经；人工绝经指两侧卵巢经手术切除或放射线照射等所致的绝经。人工绝经者更易发生绝经综合征。

一、临床表现

（一）近期症状

1.月经紊乱

月经紊乱是绝经过渡期的常见症状，由于稀发排卵或无排卵，致使月经周期不规则、经期持续时间长及经量增多或减少。此期症状的出现取决于卵巢功能状态的波动性变化。

2.血管舒缩症状

主要表现为潮热，为血管舒缩功能不稳定所致，是雌激素降低的特征性症状。其特点是反复出现短暂的面部和颈部及胸部皮肤阵阵发红，伴有发热，继而出汗，一般持续1~3分钟。症状轻者每日发作数次，严重者发作十余次或更多，夜间或应激状态易促发。该症状可持续1~2年，有时长达5年或更长。潮热严重时可影响妇女的工作、生活和睡眠，是绝经后期妇女需要性激素治疗的主要原因。

3.自主神经失调症状

常出现自主神经失调症状,如心悸、眩晕、头痛、失眠、耳鸣等。

4.精神神经症状

围绝经期妇女常表现为注意力不易集中,并且情绪波动大,如激动易怒、焦虑不安或情绪低落、抑郁、不能自我控制等情绪症状。记忆力减退也较常见。

(二)远期症状

1.泌尿生殖器绝经后综合征(GSM)

超过50%的绝经期女性会出现该综合征,主要表现为泌尿生殖道萎缩症状,出现阴道干燥、性交困难及反复阴道感染,排尿困难、尿痛、尿急等反复发生的尿路感染。

2.骨质疏松

绝经后妇女雌激素缺乏使骨质吸收增加,导致骨量快速丢失,而出现骨质疏松。50岁以上妇女半数以上会发生绝经后骨质疏松,一般发生在绝经后5~10年内,最常发生在椎体。

3.阿尔茨海默病

绝经后期妇女比老年男性患病风险高,可能与绝经后内源性雌激素水平降低有关。

4.心血管病变

绝经后妇女糖脂代谢异常的发病率增加,动脉硬化、冠心病的发病风险较绝经前明显增加,可能与雌激素低下有关。

二、诊断

根据病史及临床表现不难诊断。但需注意除外相关症状的器质性病变及精神疾病,卵巢功能评价等实验室检查有助于诊断。

(一)血清FSH值及E_2值测定

检查血清FSH值及E_2值了解卵巢功能。绝经过渡期血清FSH>10U/L,提示卵巢储备功能下降。闭经、FSH>40U/L且E_2<10~20pg/mL,提示卵巢功能衰竭。

（二）抗米勒管激素（AMH）测定

AMH低至1.1ng/mL，提示卵巢储备下降；若AMH低于0.2ng/mL，提示即将绝经；绝经后AMH一般测不出。

三、治疗

（一）一般治疗

通过心理疏导，使绝经过渡期妇女了解绝经过渡期的生理过程，并以乐观的心态相适应。必要时选用适量镇静药以助睡眠，如睡前服用艾司唑仑2.5mg。谷维素有助于调节自主神经功能，口服20mg，每日3次。鼓励建立健康生活方式，包括坚持身体锻炼，健康饮食，增加日晒时间，摄入足量蛋白质及含钙丰富食物，预防骨质疏松。

（二）激素补充治疗（HRT）

有适应证且无禁忌证时选用。HRT是针对绝经相关健康问题而采取的一种医疗措施，可有效缓解绝经相关症状，从而改善生活质量。

1.适应证

（1）绝经相关症状：潮热，盗汗，睡眠障碍，疲倦，情绪障碍，如易激动、烦躁、焦虑、紧张或情绪低落等。

（2）泌尿生殖道萎缩相关的问题：阴道干涩、疼痛、排尿困难、性交痛、反复发作的阴道炎、反复泌尿系统感染、夜尿多、尿频和尿急。

（3）低骨量及骨质疏松症：有骨质疏松症的危险因素（如低骨量）及绝经后期骨质疏松症。

2.禁忌证

已知或可疑妊娠、原因不明的阴道流血、已知或可疑患有乳腺癌、已知或可疑患有性激素依赖性恶性肿瘤、最近6个月内患有活动性静脉或动脉血栓栓塞性疾病、严重肝及肾功能障碍、血卟啉病、耳硬化症、脑膜瘤（禁用孕激素）等。

3.慎用情况

慎用情况并非禁忌证，但在应用前和应用过程中，应该咨询相关专业的医师，共同确定应用的时机和方式，并采取比常规随诊更为严密的措施，监测病情的进展。慎用情况包括：子宫肌瘤、子宫内膜异位症、子宫内膜增生史、尚未控制的糖尿病及严重高血压、有血栓形成倾向、胆囊疾病、癫痫、偏头痛、哮喘、高催乳素血症、系统性红斑狼疮、乳腺良性疾病、乳腺癌家族史，及已完全缓解的部分性激素依赖性妇科恶性肿瘤，如子宫内膜癌、卵巢上皮性癌等。

4.制剂及剂量选择

主要药物为雌激素，辅以孕激素。单用雌激素治疗仅适用于子宫已切除者，单用孕激素适用于绝经过渡期功能失调性子宫出血。剂量和用药方案应个体化，以最小剂量且有效为佳。

（1）雌激素制剂：应用雌激素原则上应选择天然制剂。常用雌激素包括以下四种。

①戊酸雌二醇，每日口服0.5～2mg。

②结合雌激素，每日口服0.3～0.625mg。

③17β-雌二醇经皮贴膜，有每周更换两次和每周更换一次剂型。

④尼尔雌醇，为合成长效雌三醇衍生物。每2周服1～2mg。

（2）组织选择性雌激素活性调节剂：替勃龙，根据靶组织不同，其在体内的3种代谢物分别表现出雌激素、孕激素及弱雄激素活性。每日口服1.25～2.5mg。

（3）孕激素制剂：常用醋酸甲羟孕酮（MPA），每日口服2～6mg。近年来倾向于选用天然孕激素制剂，如微粒化孕酮，每日口服100～300mg。

5.用药途径及方案

（1）口服：主要优点是血药浓度稳定，但对肝脏有一定损害，还可刺激产生肾素底物及凝血因子。用药方案如下：

①单用雌激素：适用于已切除子宫的妇女。

②雌、孕激素联合：适用于有完整子宫的妇女，包括序贯用药和联合用药，前者模拟生理周期，在用雌激素的基础上，每后半月加用孕激素10～14d。两种用药又分周期性和连续性，前者每周期停用激素5～7d，有周期性出血，也称为预期计划性出血，适用于年龄较轻、绝经早期或愿意有月经样定期出血的妇女；后者连续性用药，避免周期性出血，适用于年龄较长或不愿意有月经样出血的绝经后期妇女。

（2）胃肠道外途径：能缓解潮热，防止骨质疏松，能避免肝脏首过效应，对血脂影响较小。

①经阴道给药：常用药物有E_3栓和E_2阴道环及结合雌激素霜。主要用于治疗下泌尿生殖道局部低雌激素症状。

②经皮肤给药：包括皮肤贴膜及涂胶，主要药物为17β–雌二醇，每周使用1～2次。可使雌激素水平恒定，方法简便。

6.用药剂量与时间

选择最小剂量和与治疗目的相一致的最短时期，在卵巢功能开始衰退并出现相关症状时即可开始应用。需定期评估，明确收益大于风险方可继续应用。停止雌激素治疗时，一般主张应缓慢减量或间歇用药，逐步停药，防止症状复发。

7.不良反应及危险性

（1）子宫出血：性激素补充治疗时的子宫异常出血，多为突破性出血，必须高度重视，查明原因，必要时行诊断性刮宫，排除子宫内膜病变。

（2）性激素不良反应：

①雌激素：剂量过大可引起乳房胀、白带多、头痛、水肿、色素沉着等，应酌情减量或改用雌三醇。

②孕激素：不良反应包括抑郁、易怒、乳房痛和水肿，患者常不易耐受。

③雄激素：有发生高血脂、动脉粥样硬化、血栓栓塞性疾病危险，大量应用可出现体重增加、多毛及痤疮，口服时影响肝功能。

（3）子宫内膜癌：长期单用雌激素，可使子宫内膜异常增生和子宫内膜癌危险性增加，所以对有子宫者已不再单用雌激素。联合应用雌孕激素，不增加子宫内膜癌发病风险。

（4）卵巢癌：长期应用HRT，卵巢癌的发病风险可能轻度增加。

（5）乳腺癌：应用天然或接近天然的雌孕激素可使增加乳腺癌的发病风险减小，但乳腺癌仍是HRT的禁忌证。

（6）心血管疾病及血栓性疾病：绝经对心血管疾病的发生有负面影响，HRT对降低心血管疾病发生有益，但一般不主张HRT作为心血管疾病的二级预防。没有证据证明天然雌孕激素会增加血栓风险，但对于有血栓疾病者尽量选择经皮给药。

（7）糖尿病：HRT能通过改善胰岛素抵抗而明显降低糖尿病风险。

（三）非激素类药物

1.选择性5-羟色胺再摄取抑制剂

盐酸帕罗西汀20mg，每日1次早晨口服，可有效改善血管舒缩症状及精神神经症状。

2.钙剂

氨基酸螯合钙胶囊每日口服1粒（含1g），可减缓骨质丢失。

3.维生素D

适用于围绝经期妇女缺少户外活动者，每日口服400～500U，与钙剂合用有利于钙的吸收完全。

四、护理措施

（一）一般护理

帮助患者选择既有营养又符合饮食习惯的食物，以保证足够的营养。可以多吃奶制品，补充钙质；多吃豆制品，因为大豆中含有类雌激素物质。帮助患者选用促进睡眠的方法，必要时选用镇静剂以保证充足的睡眠；加强体育锻炼，保持一定的运动量，可选择散步、太极拳、做操等，增强体质，促进正性心态。帮助患者建立适应绝经期生理心理变化新的生活形态，安全地度过绝经期。

（二）心理护理

与患者建立相互信任的良好关系，帮助患者了解绝经期的生理和心理变化，减轻焦虑和恐惧心理；认真倾听患者的述说，让患者表达对疾病的困惑和忧虑；通过语言、表情、态度、行为等，正向影响患者的认知、情绪和行为，使护理人员和患者双方发挥积极性，相互配合，达到缓解症状的目的；帮助家人特别是身边的亲人，了解绝经期女性的生理和心理变化，了解可能有的症状，以消除家人的恐惧心理，取得家人的理解和配合。

（三）健康指导

（1）提供有关绝经期妇女生理和心理变化的知识，使妇女对即将发生的变化有心理准备，使患者减轻由绝经综合征症状引发的焦虑情绪。

（2）介绍绝经前后减轻症状的方法，以及预防绝经期综合征的措施。如适当摄取钙质和维生素D，可能减少因雌激素降低引起的骨质疏松；规律的运动，如散步、骑自行车可以促进血液循环，维持肌肉良好张力，延缓老化速度，还可以刺激骨细胞的活动，延缓骨质疏松症的发生；关心和指导绝经期性生活；指导骨质疏松症患者预防跌倒。

（3）建议设立护理门诊，提供系统的绝经期护理咨询、指导和知识教育。例如，帮助患者了解用药的适应证和禁忌证；帮助患者了解用药目的、药物剂量、用药方法和正确用药的重要性；帮助患者了解药物的副反应和应对方法：用药期间要注意观察子宫不规则出血的情况，及时就医排除子宫内膜病变；雌激素剂量过大时，可引起乳房胀痛、白带多、阴道出血、头痛、水肿或色素沉着等；孕激素副作用包括抑郁、易怒、乳腺痛和水肿。督促长期使用性激素者接受定期随访。

第二章　妇女子宫相关疾病的诊疗与护理实施

第一节　子宫肌瘤

子宫肌瘤是女性生殖器官中最常见的良性肿瘤，它由平滑肌和纤维结缔组织组成，因此又称为子宫平滑肌瘤。子宫肌瘤多发生于育龄期女性，30岁以上的女性约20%有子宫肌瘤。在40～50岁的女性中，其发病率高达51.2%～60%。

一、临床表现

子宫肌瘤的临床表现主要和肌瘤的生长部位有关，而与肌瘤大小和个数关系较小。较大的浆膜下肌瘤除能摸到包块外无明显症状，而较小的黏膜下肌瘤可以出血很多。

子宫肌瘤的主要症状如下：

（一）月经改变及子宫出血

子宫肌瘤最常见的症状表现为月经周期缩短，经期延长、经量增多或不规则阴道流血。较易出血者为黏膜下肌瘤和肌壁间肌瘤，浆膜下肌瘤较少出血。有统计数据显示，三种类型子宫肌瘤的子宫出血发生率分别为100%、74%、36%。出血原因如下：

（1）肌壁间肌瘤可因宫腔变形增大，内膜面积增加而使月经过多。

（2）肌瘤妨碍子宫收缩，而致经期延长或出血不止。

（3）肌瘤合并存在卵巢无排卵的子宫内膜增生和息肉形成而导致月经过多

和周期缩短。

（4）黏膜下肌瘤可以因黏膜面积增加、表面溃疡和感染、局部充血等而引起月经过多、过频、月经淋漓不止或不规则出血，或脓血性白带、有臭味等。

（二）腹部肿块

一些子宫肌瘤患者可触及腹部肿块。

（三）白带增多

肌壁间肌瘤较大使宫腔面积增大时，内膜腺体分泌增多，并伴有盆腔充血，致使白带增多。黏膜下肌瘤，尤其是脱出宫口或阴道口的有蒂肌瘤，因表面黏膜溃疡和坏死，可产生大量血性或有臭味的白带。

（四）压迫症状

肿瘤增大，可压迫附近器官而产生各种症状。如子宫前壁和宫颈肌瘤可压迫膀胱，引起尿频、排尿障碍、尿潴留等；子宫后壁肌瘤可压迫直肠，引起排便困难；阔韧带内肌瘤可压迫输尿管、髂内静脉、髂外静脉和神经，引起静脉回流不畅、下肢水肿、肾盂积水。

（五）疼痛

疼痛不是一般肌瘤的常见症状，多见于一些特殊部位的肌瘤或有红色样变的肌瘤，如黏膜下肌瘤刺激子宫收缩，由子宫内向外排出时扩张宫颈而发生类似分娩的阵发性疼痛；浆膜下子宫肌瘤蒂扭转也可引起疼痛。

（六）不孕

不孕的发生率为25%～40%，亦属常见的临床表现，可能是由肌瘤压迫输卵管使之扭曲，或使宫腔变形、妨碍受精卵着床而引起的。

（七）继发性贫血

长期月经过多，可造成继发性贫血。贫血严重者可有贫血性心脏病，即过去所谓"子宫肌瘤性心脏病"，实际上是由贫血造成的。

二、诊断

子宫肌瘤患者虽可出现各种症状，但均非肌瘤所特有，因而诊断主要依靠病史、症状和体征。诊断多无困难，但对小的症状不明显或囊性变的肌瘤有时诊断困难。子宫畸形（如双子宫或残角子宫）容易被误诊为子宫肌瘤。子宫畸形自幼即有，无月经改变，可利用B超或腹腔镜鉴别。子宫内膜癌和宫颈癌：位于宫口或脱出于阴道内的有蒂子宫肌瘤尤其是伴感染者需与菜花型宫颈癌相区别，活检可鉴别。宫腔内黏膜下肌瘤患者常有不规则流血，如发生于绝经前后，应与子宫内膜癌相鉴别，宫腔镜或B超可辅助鉴别。以下检查是常用的诊断及鉴别诊断方法。

（1）B超：可测出子宫大小及形状，肌瘤可显示出低回声区，可排除因妊娠而增大的子宫及确定肌瘤是否合并妊娠。

（2）探宫腔及诊断性刮宫。

（3）宫腔镜检查：可在直视下观察宫腔内情况，还可摘除黏膜下肌瘤。

（4）腹腔镜检查：可在直视下正确诊断妇科疾病。能清楚地辨认子宫肌瘤，即使是较小的浆膜下肌瘤也容易被发现，并可正确鉴别子宫肌瘤与卵巢肿瘤，也可同时行输卵管通液了解输卵管通畅情况。

三、治疗

（一）治疗原则

必须根据以下情况选择相应的治疗方法。

（1）肌瘤大小及部位。

（2）有无症状。

（3）患者年龄及对生育的要求。

（4）诊断是否明确。

（5）最近发展情况及并发症。

（二）非手术治疗

1.保守治疗（随访观察）

肌瘤小且无症状，尤其是近绝经年龄者，可每3~6个月随访一次，在观察过程中，如发现肌瘤增大或者症状明显再采取措施。

2.药物治疗

凡肌瘤在妊娠两个月子宫大小以内，症状较轻，近绝经年龄或全身情况不适合手术者，可给予药物治疗。

（1）雄激素：可以对抗雌激素的作用。①使内膜不再继续生长，减少充血，因而减少经量。②较长期应用可以抑制受体，从而抑制卵巢功能，缩短绝经过程。③较长期应用可以抑制肌瘤继续生长，甚至使肌瘤萎缩。

（2）促黄体生成激素释放激素（LHRH）类似物：可抑制垂体、卵巢功能，降低雌激素水平。每日肌内注射300μg或500μg，连用3～6个月，药费昂贵。

（三）手术治疗

1.手术治疗

手术治疗是最常用的治疗手段。其适应证如下：

（1）有明显的症状。

（2）肌瘤超过妊娠三个月子宫大小。

（3）肌瘤生长迅速，有恶性变的可能。

（4）黏膜下肌瘤有蒂，特别是突出于宫口者。

（5）宫颈肌瘤。

（6）肌瘤有蒂扭转或发生感染时（但需先控制炎症）。

（7）青年女性尚未生育，为避免影响生育，可及早行肌瘤剔除术。

（8）诊断不明确，有卵巢肿瘤可能者。

2.手术方式

（1）腹式手术：

①肌瘤剔除术：适用于35岁以下未婚或已婚未育，需保留生育功能者。

②次子宫全切术：适用于不需保留生育功能、宫颈无病变者。目前此术式已少见。

③子宫全切术。

（2）阴式手术：

①肌瘤切除术：适用于黏膜下肌瘤脱入阴道内，需保留生育功能者。

②子宫全切术：要求手术者技术熟练，优点是术后患者恢复快，可修补阴

道，子宫肌瘤不宜超过妊娠三个月子宫大小。

（3）腹腔镜手术：可以是肌瘤剔除术，也可以是子宫全切术，一般不做次子宫全切术。由于腹腔镜手术缺乏触觉，多发的肌瘤患者在行剔除手术时，可能会有小的肌瘤残留，患者应充分知情。

（4）宫腔镜手术：适合于0型、1型黏膜下肌瘤的剔除，2型黏膜下肌瘤经过适当评估及处理，也可以采用宫腔镜手术剔除肌瘤。

3.手术注意事项

（1）无论以何种术式切除子宫肌瘤，术前必须仔细检查宫颈。

（2）关于子宫切除时是否保留卵巢这一重要问题，观点不一。一般认为，年龄在50岁以下，卵巢外观正常者可保留，否则切除一侧或双侧卵巢。

（3）较大宫颈和（或）阔韧带内肌瘤使之失去正常解剖关系，手术时易损伤输尿管，应先进行肌瘤剔除术，再按正规操作要求进行子宫切除。

四、护理措施

（1）责任护士为患者做入院评估时，重点关注患者月经变化及伴随症状，评估患者贫血程度及跌倒风险，并且采取相应的安全防护措施，对患者及家属进行宣教，防止患者发生跌倒坠床的意外事件。

（2）阴道出血护理：遵医嘱保留会阴垫，准确评估出血量。遵医嘱给予口服或者静脉止血药物。必要时行会阴冲洗，保持会阴清洁，预防感染。

（3）贫血的护理：遵医嘱给予患者口服或者静脉补铁、补血药物，观察口服铁剂的胃肠道反应，必要时输血治疗，定期复查血常规，了解贫血纠正效果。

（4）症状护理：积极缓解患者各种不适，对腹痛的患者，定时评估腹痛程度，遵医嘱给予止痛药物。尿潴留患者遵医嘱给予导尿，便秘患者遵医嘱给予缓泻治疗。

（5）手术患者根据具体手术方式按照经腹或者经阴道，进行常规围术期护理。

（6）心理护理：患者常因担心肌瘤恶变及手术对身体、生育、夫妻生活的影响产生各种心理反应，责任护士应与患者建立良好的护患关系，关心患者感受，了解患者需要，提供个性化心理护理。

（7）健康指导：

①对需手术的患者，责任护士根据具体手术方式，按照经腹或者经阴道手术，进行围术期相关知识的健康宣教，取得患者理解和配合。

②指导患者掌握出血量及异常月经模式的自我观察及记录，为调整治疗方案提供依据。

③指导患者遵医嘱按时按剂量服用口服铁剂等药物，为减少铁剂的胃肠道反应，可在餐后服药。并且为避免影响口服铁剂的吸收，药物不宜与牛奶、钙剂、浓茶同服。

④贫血患者的活动指导：患者知道改变体位时应注意预防晕厥跌倒的方法，如起床时应慢慢坐起，适应之后再起身走动，走动时扶着墙、桌、椅等做支撑物或有人搀扶。

⑤定期复查妇科超声检查及血常规，了解肌瘤变化及贫血纠正效果。

⑥告知患者复查具体的时间、地点、联系人。

第二节　子宫内膜异位症

子宫内膜异位症（简称内异症）是指具有生长功能的子宫内膜组织（腺体和间质）出现在宫腔被覆内膜及宫体肌肉以外的其他部位。内异症和子宫腺肌病同为子宫内膜异位引起的疾病，但它们发病的机制和组织发生学是不相同的，临床表现亦有差异，实际上是两种不同的疾病，二者均是妇产科的常见病，常可并存。内异症的发病机制可能如下：随经血逆流或医源性携带的子宫内膜转移到宫腔和子宫肌层以外的部位，在局部因素的作用下（免疫因素或炎症因子）种植和生长形成病变。而子宫腺肌病的发病目前多认为是基底层内膜细胞增生，侵入肌层间质的结果。

一、临床表现和辅助检查

（一）临床表现

1.疼痛

小的散在病灶可致剧痛，70%～80%的患者有不同程度的盆腔疼痛，与病变程度不完全平行，大而严重的粘连可无痛。

（1）痛经：典型者为继发性痛经进行性加重。

（2）非经期腹痛：慢性盆腔疼痛，少数。

（3）性交痛及排便痛：30%的患者伴有性交痛及排便痛。

（4）卵巢内异症病灶破裂：患者出现急腹症。

2.不孕

约50%的患者合并不孕，可能与下列因素相关：

（1）盆腔解剖结构异常。

（2）盆腔内环境改变。

（3）免疫功能异常。

（4）卵巢功能异常。

（5）自然流产率增加40%。

3.月经异常

15%～30%的患者可有经量增多，经期延长或月经淋漓不净，可能受病变破坏卵巢功能的影响。

4.盆腔包块

盆腔包块较常见。

5.特殊部位内异症

在病变部位出现结节样肿块并有周期性疼痛、出血，或经期肿块增大，经期后缩小。

（1）肠道内异症：周期性腹痛、腹泻、便秘、便血，严重者可出现肠梗阻。

（2）泌尿道内异症：周期性的尿痛、尿频、尿血，甚至出现泌尿系梗阻或肾功能障碍。

（3）呼吸道内异症：经期咯血和气胸。

（4）瘢痕内异症：剖宫产等手术后切口瘢痕处结节，经期增大，疼痛较重。会阴切口处瘢痕结节，经期变大，疼痛加重。

（二）辅助检查

1.妇科检查

典型病例子宫常为后位，活动度差，子宫骶韧带、直肠子宫陷凹或后穹隆有触痛结节，可同时存在附件区囊肿，不活动。

2.血CA_{125}

血CA_{125}轻中度升高。

3.影像学检查

B超示附件区囊肿包块内强回声点。超声检查是诊断卵巢内异症和膀胱、直肠内异症的重要方法，可确定囊肿的位置、大小和形状。

盆腔CT和磁共振亦有诊断价值，但价格昂贵，不作为初选的诊断方法。

4.抗子宫内膜抗体

正常妇女为阴性。60％内异症患者为阳性。

5.其他

例如，静脉肾盂造影、膀胱镜、结肠镜、腹腔镜等。

二、诊断

（1）病史：月经史、孕产史、家族史、手术史。

（2）妇科检查。

（3）腹腔镜检查：诊断内异症的最佳方法。

（4）辅助检查：血CA_{125}检测等。

三、临床分期

多采用1985年美国生育学会（AFS）提出的"修正子宫内膜异位症分期法"。此分期法认为，内异症需经腹腔镜检查或剖腹探查确诊，并详细记录病灶的部位、数目、大小、深度和粘连程度，最后进行评分。此分期法对于评估疾病严重程度及选择治疗方案、比较和评价不同疗法的疗效等有一定的作用。

Ⅰ期（微型）：评分为1～5分。

Ⅱ期（轻型）：评分为6～15分。

Ⅲ期（中型）：评分为16～40分。

Ⅳ期（重型）：评分高于40分。

四、鉴别诊断

（一）卵巢恶性肿瘤

早期无症状，有症状时多有持续性腹痛、腹胀伴腹腔积液。

（二）盆腔炎性包块

患者有急性或反复发作的感染史。

（三）子宫腺肌病

痛经症状与内异症相似，妇检子宫均匀性增大，呈球状、质硬。

五、治疗

可采用药物治疗和手术治疗。世界子宫内膜异位症学会（WES）建议使用非甾体抗炎药、连续口服避孕药和孕激素作为一线治疗药物，GnRH-a和左炔诺孕酮宫内缓释系统（LNG-IUS）作为二线治疗药物。除根治性手术外，尚无一种理想的根治方法，无论是药物治疗还是保守性手术治疗，治疗后内异症均有相当高的复发率，所以应根据患者的具体情况强调个体化治疗。2018年12月发布的《子宫内膜异位症长期管理中国专家共识》建议对年龄不高于16岁的青少年内异症患者，选用连续或周期性口服避孕药作为药物治疗的一线方案，年龄高于16岁的患者可考虑使用GnRH-a。两者均无效，可以考虑手术治疗。

（一）药物治疗

药物治疗包括对症治疗和激素抑制治疗。对症治疗采用非甾体抗炎药，但不能阻止病情的发展。激素抑制治疗的主要原理是造成体内的低雌激素环境，使患者形成假孕或假绝经，或处于药物性卵巢切除状态，导致异位内膜萎缩、退化、坏死，达到治疗目的。

1.非甾体抗炎药

如吲哚美辛、萘普生、布洛芬等。

2.口服避孕药

长期连续应用造成类似妊娠的人工闭经，低剂量高效孕激素和炔雌醇的复合片可连续应用。每日一片，连用6个月。不良反应：恶心、乳房胀痛、体重增加、情绪波动及阴道点滴状出血，血栓形成的风险增加。

3.孕激素类

该类药物可导致子宫内膜蜕膜样变、萎缩，造成患者闭经。方法：孕酮30mg/日，甲地孕酮40mg/日或炔诺酮5mg/日，口服，共服用6个月。

4.孕激素受体拮抗剂

米非司酮是孕激素受体拮抗剂，可抑制排卵，干扰子宫内膜的完整性，口服，25～100mg/日，造成闭经，使病灶萎缩，副反应轻，无雌激素影响，无骨质丢失，但长期疗效有待证实。

5.孕三烯酮

孕三烯酮为19-去甲睾酮的衍生物，可拮抗雌、孕激素，抑制FSH、LH峰值，并减少LH均值，使雌激素水平下降，异位内膜萎缩、被吸收，半衰期为28h，每周仅用药2次，每次2.5mg，从月经第二日开始服用，连用6个月，50%～100%的患者闭经，出现突破性出血者加大剂量，最大剂量为10mg/周。

6.达那唑

达那唑为合成的17α-炔孕酮衍生物，可抑制LH、FSH峰值，从而抑制卵巢引起闭经。用法：200mg/次，每日2～3次，月经第一日服用，连用6个月，如未闭经或痛经不缓解，可增加剂量至每日4次。不良反应：引起卵巢功能抑制症状和雄性化，近年来，研究表明长期应用达那唑者有发生冠心病的危险。

7.促性腺激素释放激素激动剂（GnRH-a）10肽类化合物

（1）作用机制：抑制垂体促性腺激素的分泌，使卵巢分泌的激素水平下降，患者处于低雌激素状态，出现暂时性绝经（药物性卵巢切除或药物性垂体切除）。

（2）代表药物：亮丙瑞林、戈舍瑞林、曲普瑞林。月经第一日皮下注射1支，每28d1次，共3～6次。用药后3～6周血清雌激素水平达到去势范围，出现闭经。不良反应为引起更年期症状。应用GnRH-a3个月，应给予反向添加治疗，如妊马雌酮0.625mg＋甲羟孕酮2mg，每日一次。

8.左炔诺孕酮宫内缓释系统（LNG–IUS）

如曼月乐宫内节育器，使用后可以引起子宫内膜暂时性的萎缩，抑制子宫内膜的增长，有效控制月经量，缩短出血天数，达到治疗的目的。

9.中药治疗

用中药治疗内异症患者，可控制术后内异症的复发，缓解症状，改善患者健康状况和生活质量。中药还常被用来治疗不孕。一些证据表明，中药在减轻疼痛等症状方面优于达那唑。

（二）手术治疗

1.目的

手术治疗的目的如下：

（1）明确诊断和临床分期。

（2）消除异位内膜及囊肿。

（3）分离粘连组织，恢复正常解剖结构。

（4）治疗不孕。

（5）缓解和治疗痛经等症状。

2.适应证

药物治疗后症状不缓解，局部病变加剧、生育功能未恢复；有卵巢内异症囊肿且迫切希望生育者；有附件包块、盆腔疼痛、不孕者。

3.手术方式

有开腹手术和腹腔镜手术两种。腹腔镜手术是本病的最佳处理办法，应首选。目前认为：以腹腔镜确诊，手术加药物是内异症治疗的"金标准"；开腹手术可用于腹腔镜条件不具备或手术情况非常复杂者，如有严重粘连和多次手术史的患者。

（1）保留生育功能的手术：目的是明确诊断，去除病因，分离粘连，恢复解剖，保留子宫及附件（或单侧附件）。适用于年轻和有生育要求的患者。Ⅰ、Ⅱ期术后复发率是40%，术后尽早妊娠或加用药物治疗可降低复发率。

（2）保留卵巢功能的手术：去除病灶，切除子宫，保留至少一侧或部分卵巢。适用于Ⅲ、Ⅳ期症状明显，无生育要求的45岁以下患者。术后复发率为5%。

（3）根治性手术和去势手术：

①根治性手术：全子宫和双侧附件切除。

②去势手术：切除双侧附件，保留子宫。适用于近绝经期、症状明显而子宫及宫颈正常的患者，常在腹腔镜下完成此手术。

子宫及双侧附件内异症病灶切除适用于年龄大于45岁的重症患者。

（4）缓解疼痛的手术：

①宫骶神经切除术：将子宫骶韧带与宫颈相连接处1.5～2cm的相邻区域切除或用激光破坏。

②骶前神经离断术：在下腹神经丛水平切断支配子宫的交感神经，该手术难度较高，适用于盆腔中央疼痛严重而药物治疗无效者，近期疗效好，但复发率达50%。

（三）联合治疗

手术＋药物或者药物＋手术＋药物。单纯手术治疗或单纯药物治疗均有其局限性。手术前给予3～6个月的药物治疗，使病灶软化缩小，有利于手术治疗。手术不彻底或术后疼痛不缓解者，术后可采用6个月的药物治疗。

不孕患者常需联合治疗。药物治疗对改善生育状况帮助不大，而腹腔镜手术能提高术后妊娠率。希望生育者，术后不宜应用药物巩固治疗，而应采用促排卵治疗，争取尽早妊娠。术后2年内不能妊娠者，再孕机会甚微。据最近报道，内异症患者手术后即采用辅助生殖技术可明显提高妊娠率。

六、护理措施

（一）术前护理

1.肠道准备

术前一般禁食12小时、禁水8小时。根据患者子宫内膜异位症的盆腔粘连程度行肠道准备。

2.阴道准备

需术中放置举宫器及做好涉及子宫腔、阴道操作的手术准备，术前行阴道冲洗或用碘伏棉球擦洗1~2次，术日晨再次擦洗阴道，尤其宫颈管的清洁。行腹腔镜手术的患者，备好腹部敷料，开腹手术的患者准备沙袋和腹带。

（二）术后护理

（1）术后监测生命体征：全麻下手术的患者需监测血氧饱和度，并给予吸氧。

（2）术后观察：全麻手术的患者术后6小时内，观察患者意识及有无恶心、呕吐等表现，意识清楚无恶心、呕吐的患者可采取去枕卧位或头部枕薄枕使头部与肩部水平，患者可床上翻身。腰麻和硬膜外麻醉的患者术后4~6小时去枕平卧位，并头偏向一侧，观察有无恶心、呕吐等症状。手术6小时后患者可枕枕头，鼓励患者床上翻身和活动，促进肠蠕动，预防肠粘连。

（3）鼓励患者早下床活动：注意活动安全。卧床时取半卧位姿势，腹肌放松，以减轻疼痛，并使渗出液局限在盆腔。

（4）保持管路通畅：留置盆腔引流管者，观察引流液颜色、性质、量，警惕腹腔内出血。

（5）观察伤口渗出情况：密切观察伤口有无渗出，及时更换敷料等。

（6）评估患者疼痛程度，遵医嘱给予止痛药物。

（7）心理护理：子宫内膜异位症患者术后复发率较高，有时不孕症的患者容易对其出现负性心理情绪，应倾听患者主诉，了解其心理情况，提供心理支持。鼓励家属多关心患者，给予心理安慰。

（三）健康指导

（1）妊娠可缓解子宫内膜异位症，有生育需求的患者，术后应尽早妊娠。

（2）使用性激素进行假孕或假绝经治疗为子宫内膜异位症患者保守治疗或术后联合治疗的常用方法，但使用性激素替代治疗的患者注意药物副作用，如使用雌激素的药物须警惕血栓风险，使用GnRH-a假绝经治疗的患者须注意骨质丢失的问题，注意补钙。

第三节　子宫腺肌病

子宫腺肌病是指子宫内膜组织（腺体和间质）侵入子宫肌层。多发生于30～50岁经产妇。约15%同时合并内异症，约半数合并子宫肌瘤。子宫腺肌病患者子宫肌层中的部分内膜病灶与宫腔内膜直接相连，故认为是由基底层子宫内膜侵入肌层生长所致。多次妊娠及分娩、人工流产、慢性子宫内膜炎等可造成子宫内膜基底层损伤，与子宫腺肌病发病密切相关。由于子宫内膜基底层缺乏黏膜下层，子宫内膜直接与肌层接触，因此在解剖结构上子宫内膜易于侵入肌层。子宫腺肌病常合并子宫肌瘤和子宫内膜增生，提示高水平的雌、孕激素刺激，也可能是促进子宫内膜向肌层生长的原因之一。

一、临床表现和辅助检查

（一）临床表现

大约33%的子宫腺肌病患者是无症状的，常见的临床表现如下：

1.痛经

典型者为逐渐加重的进行性痛经，疼痛位于下腹正中，常于经前1周开始，直至月经结束。子宫腺肌病痛经的发生率为15%～30%。

2.经量增多、经期延长

子宫腺肌病患者中月经过多发生率为40%～50%，表现为连续数个月经周期中经量增多，一般大于80mL。月经过多主要与子宫内膜面积增加、子宫肌层纤维增生使子宫肌层收缩不良、子宫内膜增生等因素有关。

3.其他

慢性骨盆痛和性交困难。

（二）辅助检查

1.妇科检查

子宫呈均匀性增大或有局限性结节隆起，质硬且有压痛，经期压痛更甚。无症状者有时与子宫肌瘤不易鉴别。

2.影像学检查

可采用超声和核磁共振检查，其中经阴道超声检查是诊断子宫腺肌病的首选影像学检查方法。特征性发现反映了疾病过程的组织病理学变化，可以分为以下三类：

（1）子宫内膜浸润：回声条纹和结节，肌层囊肿和"棒棒糖"憩室（囊状条纹）。

（2）平滑肌增生：局灶性或弥漫性肌层增厚，边界不清晰，更常见于后壁及底部，可见异质回声纹理，表现为"线性百叶窗"，呈细线状阴影。

（3）血管性：彩色多普勒超声检查显示整个受累子宫肌层的曲折血管数量增加，而不是平滑肌瘤使血管移位。

二、诊断

（一）病史

月经史、孕产史、家族史、手术史。

（二）妇科检查

可依据典型的进行性痛经和月经过多史，妇科检查发现子宫均匀性增大或有局限性隆起、质硬且有压痛而做出初步诊断。影像学检查有一定帮助，可酌情选择，确诊取决于术后的病理学检查。

三、治疗

可采用药物治疗、手术治疗。除根治性手术外，尚无一种理想的根治方法，无论是药物治疗还是保守性手术，治疗后子宫腺肌病均有相当高的复发率，所以应根据患者的具体情况强调个体化治疗。

（一）药物治疗

应视患者症状、年龄和生育要求而定。目前无根治性的有效药物，症状较轻、有生育要求及近绝经期患者可试用达那唑、孕三烯酮、GnRH-a或左炔诺孕酮宫内缓释系统（LNG-IUS）治疗，均可缓解症状。

1.非甾体抗炎药（NSAID）

非甾体抗炎药为主要的治疗药物。这类药物的作用主要是抑制月经期间引起痉挛性疼痛的前列腺素的产生。

2.促性腺激素释放激素激动剂（GnRH-a）10肽类化合物

（1）作用机制：抑制垂体促性腺激素的分泌，使卵巢分泌的激素水平下降，患者处于低雌激素状态，出现暂时性绝经（药物性卵巢切除或药物性垂体切除）。

（2）药物：亮丙瑞林、戈舍瑞林和曲普瑞林。月经第一日皮下注射1支，每28d1次，共3~6次。用药后3~6周血清雌激素水平达到去势范围并出现闭经。不良反应为引起更年期症状。应用GnRH-a3个月，应给予反向添加治疗，如妊马雌酮0.625mg+甲羟孕酮2mg，每日1次。

3.达那唑

达那唑为合成的17α-炔孕酮衍生物，可抑制LH、FSH峰值，从而抑制卵巢引起闭经。用法：200mg/次，每日2~3次，月经第一日服用，连用6个月，如未闭经或痛经不缓解，可增加剂量至每日4次。不良反应：引起卵巢功能抑制症状和雄性化，近年来研究表明，长期应用达那唑者有发生冠心病的危险。

4.孕三烯酮

孕三烯酮为19-去甲睾酮的衍生物，可拮抗雌、孕激素，抑制FSH、LH峰值，并减少LH均值，使雌激素水平下降、异位内膜萎缩、被吸收，半衰期为28h，每周仅用药2次，每次2.5mg，从月经第二日开始服用，连用6个月，50%~100%的患者闭经，出现突破性出血者加大剂量，最大剂量为10mg/周。

5.左炔诺孕酮宫内缓释系统（LNG-IUS）

如曼月乐宫内节育器，使用后可以引起子宫内膜暂时性的萎缩，抑制子宫内膜增长，有效控制月经量，缩短出血天数，从而达到治疗的目的。

（二）微创/外科治疗

MRI引导和超声引导的高强度超声热消融治疗可用于治疗局灶性病灶。子宫动脉栓塞术减少了整个子宫的血流，从而引起子宫内膜坏死，导致子宫整体缩小。

（三）手术治疗

手术方式分为开腹手术和腹腔镜手术两种。年轻或希望生育者，可试行病灶切除术，开腹手术优于腹腔镜手术，但术后有复发风险。对于症状严重、无生育要求或药物治疗无效者，应行子宫全切术。子宫全切术仍然是子宫腺肌病的最终治疗方法。是否保留卵巢，取决于卵巢有无病变及患者年龄。

四、护理措施

（一）缓解疼痛

主要通过药物和手术治疗使疼痛症状缓解或消失，但在治疗前可口服止痛药，注意不要形成止痛药物依赖。

（二）心理护理

给予心理支持，减轻患者及家属的焦虑，由于患者多数因为病情长且逐渐加重而身心痛苦，护士应该做好心理护理，并要做好疾病的宣教工作，让患者了解与疾病及手术相关的知识，药物治疗和手术治疗的适应证与最佳时期，讲解手术方法和术后注意事项，鼓励患者建立治疗疾病的信心，与患者共同寻求最佳治疗方案。

（三）治疗护理

1.药物治疗

对于症状较轻、有生育要求者可使用活血化瘀型中成药、止痛药如吲哚美辛；近绝经期患者可使用口服避孕药、达那唑、孕三烯酮或GnRH-a治疗，均可缓解症状，但需要注意药物的副作用，并且停药后症状可重复出现。在GnRH-a治疗时，应注意患者骨质丢失风险，可以给予反添加治疗和钙剂补充。

2.手术治疗

年轻或希望生育的患者除考虑药物治疗，还可手术治疗，行病灶挖除术、超声聚焦治疗（海扶刀），但术后有复发风险；对症状严重、无生育要求或药物治疗无效者，可行介入治疗、全子宫切除术。是否保留卵巢，取决于卵巢有无病变和患者年龄。

3.治疗贫血

患者贫血严重时遵医嘱给予纠正贫血药物治疗，必要时输血。输血时注意速度，防止患者发生心衰。患者贫血，需防范患者起床活动时发生跌倒。卧床治疗期间满足患者生活需要。

（四）手术护理

1.术前准备

（1）遵医嘱完善术前各项检查。

（2）针对患者存在的心理问题做好情志护理。

（3）讲解有关疾病的知识、术前的注意事项等。

（4）术前晚间禁食、禁水。

（5）肠道准备，必要时遵医嘱予清洁灌肠。

（6）手术前一日清洁皮肤，行手术区备皮，并注意脐部清洁，做好护理记录。皮肤准备时，应注意动作轻柔，刀片勿划破患者皮肤引起感染。

（7）嘱患者取下义齿、贵重物品，并交家属保管。

（8）将病历、X线片、CT片及术中带药等手术用物带入手术室。

（9）再次核对患者姓名、床号、病案号及手术名称。

（10）根据手术要求准备麻醉床、氧气及监护仪等用物。

2.术后护理

（1）全麻患者清醒前去枕平卧，头偏向一侧；硬膜外麻醉患者平卧6小时，头偏向一侧。

（2）病情观察：①观察患者生命体征；②观察阴道出血及腹部切口有无渗血，发现异常报告医生，及时处理；③评估肠蠕动的恢复情况；④保持引流管、尿管通畅，定时观察颜色、性质及量；⑤定时查看敷料，观察有无出血和分泌物，注意颜色、性质及量，及时更换；⑥评估伤口疼痛的性质、程度、持续时间，并分析疼痛的原因，遵医嘱使用镇痛药；⑦行腹壁手术患者，为减轻伤口张力，体位应保持屈膝位；⑧行会阴部手术患者，应注意饮食管理及排便管理，防止大便干燥。同时，为预防伤口感染，术后应保持伤口处皮肤清洁干燥，每天做好会阴护理，做好护理记录。

（五）健康指导

（1）指导患者生活：告知患者经期避免过度或过强体育、舞蹈活动，以防剧烈的体位和腹压变化引起经血倒流。

（2）指导患者术后如何保持会阴和腹部伤口清洁，避免感染。

（3）指导贫血患者除加强营养促进康复，还应注意活动时防止跌倒。指导患者正确服用铁剂。

（4）预防该病发生：避免月经期及月经刚干净时性生活，以免脱落的子宫内膜经输卵管进入盆腔，减少发病因素。

（5）对实施保留生育功能手术的患者，应指导其术后6~12个月内受孕。

（6）对实施切除子宫保留卵巢的患者，应指导其术后服用3~6个月的孕激素，以防复发。

（7）告知患者术后复查时间，观察治疗效果和制订后续的治疗计划。

第三章 女性恶性肿瘤的诊疗与护理实施

第一节 子宫颈癌

子宫颈癌是最常见的妇科恶性肿瘤，高发年龄为50～55岁。由于子宫颈癌筛查的普及，得以早期发现和治疗子宫颈癌和癌前病变，其发病率和死亡率明显下降。

一、临床表现

早期子宫颈癌常无明显症状和体征。子宫颈管型患者因子宫颈外观正常易漏诊或误诊。随病变发展，可出现以下表现。

（一）症状

1.阴道流血

常表现为接触性出血，即性生活或妇科检查后阴道流血。也可表现为不规则阴道流血，或经期延长、经量增多。老年患者常为绝经后不规则阴道流血。出血量根据病灶大小和侵及间质内血管情况而不同，若侵蚀大血管可引起大出血。一般外生型癌出血较早，量多；内生型癌出血较晚。

2.阴道排液

多数患者有白色或血性、稀薄如水样或米泔状、有腥臭味的阴道排液。晚期患者因癌组织坏死伴感染，可有大量米泔样或脓性恶臭白带。

3.晚期症状

根据癌灶累及范围出现不同的继发性症状，如尿频、尿急、便秘、下肢肿痛等；癌肿压迫或累及输尿管时，可引起输尿管梗阻、肾盂积水及尿毒症；晚期可有贫血、恶病质等全身衰竭症状。

（二）体征

微小浸润癌可无明显病灶，子宫颈光滑或糜烂样改变。随病情发展，可出现不同体征。外生型子宫颈癌可见息肉状、菜花状赘生物，常伴感染，质脆易出血；内生型表现为子宫颈肥大、质硬、子宫颈管膨大；晚期癌组织坏死脱落，形成溃疡或空洞伴恶臭。阴道壁受累时，可见赘生物生长或阴道壁变硬；宫旁组织受累时，双合诊、三合诊检查可扪及子宫颈旁组织增厚、结节状、质硬或形成冰冻骨盆状。

二、诊断

早期病例的诊断应采用子宫颈细胞学检查和（或）HPV检测、阴道镜检查、子宫颈活组织检查的"三阶梯"程序，确诊依据为组织学诊断。检查方法同子宫颈鳞状上皮内病变。子宫颈有明显病灶者，可直接在癌灶取材。

对子宫颈活检为HSIL但不能除外浸润癌者，或活检为可疑微小浸润癌需要测量肿瘤范围或除外进展期浸润癌者，需行子宫颈锥切术。切除组织应作连续病理切片（24~36张）检查。

确诊后根据具体情况选择胸部X线或CT平扫、静脉肾盂造影、膀胱镜检查、直肠镜检查、超声检查及盆腔或腹腔增强CT或磁共振、PET-CT等影像学检查。

三、鉴别诊断

主要依据子宫颈活组织病理检查，应与有类似临床症状或体征的各种子宫颈病变鉴别。

（1）子宫颈良性病变：子宫颈柱状上皮异位、子宫颈息肉、子宫颈子宫内膜异位症和子宫颈结核性溃疡等。

（2）子宫颈良性肿瘤：子宫颈管肌瘤、子宫颈乳头状瘤等。

（3）子宫颈转移性癌等。

四、治疗

根据临床分期、患者年龄、生育要求、全身情况、医疗技术水平及设备条件等，综合考虑制订适当的个体化治疗方案。采用手术和放疗为主、化疗为辅的综合治疗。

（一）手术治疗

手术的优点是年轻患者可保留卵巢及阴道功能，主要用于早期子宫颈癌（ⅠA～ⅡA期）患者。

1.ⅠA1期

无淋巴脉管间隙浸润者行筋膜外子宫全切术，有淋巴脉管间隙浸润者按ⅠA2期处理。

2.ⅠA2期

行改良广泛性子宫切除术及盆腔淋巴结切除术或考虑前哨淋巴结绘图活检。

3.ⅠB1期和ⅡA1期

行广泛性子宫切除术及盆腔淋巴结切除术或考虑前哨淋巴结绘图活检，必要时行腹主动脉旁淋巴取样。

4.部分ⅠB2期和ⅡA2期

行广泛性子宫切除术及盆腔淋巴结切除术和选择性腹主动脉旁淋巴结取样；或同期放、化疗后行子宫全切术；也有采用新辅助化疗后行广泛性子宫切除术及盆腔淋巴结切除术和选择性腹主动脉旁淋巴结取样。未绝经、小于45岁的鳞癌患者可保留卵巢。要求保留生育功能的年轻患者，ⅠA1期无淋巴脉管间隙浸润者可行子宫颈锥形切除术（至少3mm阴性切缘）；ⅠA1期有淋巴脉管间隙浸润和ⅠA2期可行子宫颈锥形切除术加盆腔淋巴结切除术或考虑前哨淋巴结绘图活检，或和ⅠB1期处理相同；一般推荐肿瘤直径小于2cm的ⅠB1期行广泛性子宫颈切除术及盆腔淋巴结切除术或考虑前哨淋巴结绘图活检，但若经腹或腹腔镜途径手术，肿瘤直径也可扩展至2～4cm。

（二）放射治疗

1.根治性放疗

适用于部分ⅠB2期、ⅡA2期、ⅡB～ⅣA期患者和全身情况不适宜手术的（ⅠA1～ⅠB1期）/ⅡA1期患者。

2.辅助放疗

适用于手术后病理检查发现有中、高危因素的患者。

3.姑息性放疗

适用于晚期患者局部减瘤放疗或对转移病灶姑息放疗。放射治疗包括体外照射和腔内放疗。外照射放疗以三维适形放疗及调强放疗为主，主要针对子宫、宫旁及转移淋巴结。腔内放疗多采用铱-192（^{192}Ir）高剂量率腔内及组织间插值放疗，主要针对宫颈、阴道及部分宫旁组织给以大剂量照射。外照射和腔内放疗的合理结合，使病变部位的剂量分布更符合肿瘤生物学特点，可提高局部控制率。

（三）全身治疗

包括全身化疗和靶向治疗、免疫治疗。化疗主要用于晚期、复发转移患者和根治性同期放化疗，也可用于手术前后的辅助治疗。常用抗癌药物有顺铂、卡铂、紫杉醇、拓扑替康等，多采用静脉联合化疗，也可用动脉局部灌注化疗。靶向药物主要是贝伐珠单抗，常与化疗联合应用。方案如顺铂/紫杉醇/贝伐珠单抗、顺铂/紫杉醇、拓扑替康/紫杉醇/贝伐珠单抗、卡铂/紫杉醇方案等。免疫治疗如PD-1/PD-L1抑制剂等也已在临床试用中。

五、护理措施

（一）心理护理

提供疾病相关知识，给予情感支持，多与患者沟通，了解其心理活动，与患者共同讨论疾病相关问题，解除其疑虑，缓解其不安情绪，帮助患者增强治疗疾病的信心。年轻有生育要求的患者，疾病对其心理影响更大，对于此类患者，要向其解释目前根据疾病分期情况，有相应的治疗方案，ⅠA1期可行子宫颈锥形切除术；ⅠA2期和肿瘤直径小于2cm的ⅠB1期，可行广泛性子宫颈切除术及盆腔淋巴结切除术，这些手术都可以保留其生育功能。

（二）饮食护理

为增强患者抗病能力，提高免疫功能，应尽可能地补给营养物质，蛋白质、糖类、脂肪、维生素等合理食用。当患者阴道出血多时，应服用具有补血、止血功能的食物，如藕、薏苡仁、山楂、黑木耳、乌梅等。当患者白带较多且有腥臭味时，忌食生冷、难消化的食物，宜食清淡利湿之品，如薏苡仁、赤小豆等。晚期的患者应进食高蛋白、高热量的食物，以保证充足的营养摄入。

（三）个人卫生

教会患者每天用流动温水清洗会阴2次，嘱勤换会阴垫及内裤。

（四）术后护理

1.留置引流的护理

保持引流管通畅，记录引流液及尿液的色、质、量，有异常及时告知医生。妥善固定引流管，防止脱出。

2.预防感染

每日进行会阴冲洗，保持外阴清洁；遵医嘱应用抗生素，做好宣教；减少人员探视，保持病室环境整洁。

3.患者安全的管理

术后卧床期间协助其定时翻身，减少局部受压；协助患者下床活动。

4.加强营养

予以静脉营养时，保持静脉通路的通畅，记录24小时出入量，指导患者的过渡饮食，增加高蛋白、高能量、高维生素饮食。

5.膀胱功能的锻炼

拔除尿管前遵医嘱予以宣教，定时夹闭尿管锻炼膀胱功能。

（五）健康指导

（1）做好出院指导：让患者知道术后复查的内容、具体的时间、地点、联系人等。

（2）向患者讲解随访的重要性，告知患者随访的时间，出院后1个月行首次随访，以后每2～3个月复查1次。出院后第2年，每3～6个月复查一次。出院后第3～5年，每半年复查一次。第6年开始，每年复查一次。

（3）让患者认识到宫颈癌术后并没有丧失女性特征，同时让患者的丈夫认识到自己在夫妻生活中的重要作用，同时向患者夫妇宣教性生活注意事项。接受了根治性子宫全切除的患者，阴道部分被切除变短，过性生活时避免过于剧烈及深入。放疗后阴道可能会变短或变窄，应鼓励尽早开始性生活，以利于阴道的恢复。性交困难者，可局部应用雌激素药物霜剂或乳剂。合并卵巢切除的患者，性交时阴道较干涩，夫妻间可通过如拥抱、爱抚、亲吻等刺激，增加阴道的分泌物。

第二节　子宫内膜癌

子宫内膜癌是发生于子宫内膜的一组上皮性恶性肿瘤，以来源于子宫内膜腺体的腺癌最常见。为女性生殖道三大恶性肿瘤之一，占女性全身恶性肿瘤的7%，占女性生殖道恶性肿瘤的20%～30%。近年来发病率在世界范围内呈上升趋势。平均发病年龄为60岁，其中75%发生于50岁以上妇女。

一、临床表现

（一）症状

约90%的患者可出现阴道流血或阴道排液症状。

1.阴道流血

主要表现为绝经后阴道流血，量一般不多。尚未绝经者可表现为经量增多、经期延长或月经紊乱。

2.阴道排液

多为血性液体或浆液性分泌物，合并感染则有脓血性排液、恶臭。因异常阴道排液就诊者约占25%。

3.下腹疼痛及其他

若肿瘤累及宫颈内口，可引起宫腔积脓，出现下腹胀痛及痉挛样疼痛。肿瘤浸润子宫周围组织或压迫神经者可引起下腹及腰骶部疼痛。晚期可出现贫血、消瘦及恶病质等相应症状。

（二）体征

早期患者妇科检查可无异常发现。晚期可有子宫增大，合并宫腔积脓时可有明显压痛，宫颈管内偶有癌组织脱出，触之易出血。癌灶浸润周围组织时，子宫固定或在宫旁扪及不规则结节状物。

二、诊断

（一）病史及临床表现

对于绝经后阴道流血、绝经过渡期月经紊乱，均应排除子宫内膜癌后再按良性疾病处理。对有以下情况的异常阴道流血妇女要警惕子宫内膜癌。

（1）有子宫内膜癌发病高危因素（如肥胖、不育、绝经延迟者）。

（2）有长期应用雌激素、他莫昔芬或雌激素增高疾病史者。

（3）有乳腺癌、子宫内膜癌家族史者。

（二）影像学检查

经阴道超声检查可了解子宫大小、宫腔形状、宫腔内有无赘生物、子宫内膜厚度、肌层有无浸润及深度，可对异常阴道流血的原因做出初步判断，并为选择进一步检查提供参考。典型子宫内膜癌的超声图像有宫腔内不均回声区，或宫腔线消失、肌层内有不均回声区。彩色多普勒显像可显示丰富血流信号。其他影像学检查更多用于治疗前评估，磁共振成像对肌层浸润深度和宫颈间质浸润有较准确的判断，腹部CT可协助判断有无子宫外转移。

（三）诊断性刮宫

诊断性刮宫是常用而有价值的诊断方法。常行分段诊刮，以同时了解宫腔和宫颈的情况。对病灶较小者，诊断性刮宫可能会漏诊。组织学检查是子宫内膜癌的确诊依据。

（四）宫腔镜检查

可直接观察宫腔及宫颈管内有无癌灶存在，癌灶大小及部位，直视下活检，对局灶型子宫内膜癌的诊断和评估宫颈是否受侵更为准确。

（五）其他

1.子宫内膜微量组织学或细胞学检查

操作方法简便，据国外文献报道，其诊断的准确性与诊断性刮宫相当。

2.血清CA_{125}测定

有子宫外转移者或浆液性癌，血清CA_{125}值可升高，也可作为疗效观察的指标。

三、治疗

根据肿瘤累及范围及组织学类型，结合患者年龄及全身情况制订适宜的治疗方案。早期患者以手术为主，术后根据高危因素选择辅助治疗方式。影响子宫内膜癌预后的高危因素有：非子宫内膜样腺癌、高级别腺癌、肌层浸润超过1/2、脉管间隙受侵、肿瘤直径大于2cm、宫颈间质受侵、淋巴结转移和子宫外转移等。晚期患者采用手术、放射、药物等综合治疗。对于影像学评估病灶局限于子宫内膜的高分化的年轻子宫内膜样癌患者，可考虑采用孕激素治疗为主的保留生育功能治疗。

（一）手术治疗

手术治疗为首选治疗方法。手术目的：一是进行手术–病理分期，确定病变范围及预后相关因素；二是切除病变子宫及其他可能存在的转移病灶。分期手术步骤如下：

（1）留取腹腔积液或盆腔冲洗液，行细胞学检查。

（2）全面探查盆腹腔，对可疑病变取样送病理检查。

（3）切除子宫及双侧附件，术中常规剖检子宫标本，必要时行冰冻切片检查，以确定肌层侵犯程度。

（4）切除盆腔及腹主动脉旁淋巴结。手术可经腹或腹腔镜途径进行。切除的标本应常规进行病理学检查，癌组织还应行雌、孕激素受体检测，作为术后选用辅助治疗的依据。

病灶局限于子宫体者的基本术式是筋膜外全子宫切除及双侧附件切除术，但对年轻、无高危因素者可考虑保留卵巢；对于伴有高危因素者应同时行盆腔和腹主动脉旁淋巴结切除，也可以考虑前哨淋巴结绘图活检，以避免系统淋巴结切除引起的并发症。病变侵犯宫颈间质者行改良广泛性子宫切除、双侧附件切除及盆腔和腹主动脉旁淋巴结切除。病变超出子宫者实施肿瘤细胞减灭术，以尽可能切除所有肉眼可见病灶为目的。

（二）放疗

放疗是治疗子宫内膜癌的有效方法之一，分近距离照射及体外照射两种。近距离照射多用后装治疗机，放射源多为铱-192、钴-60或铯-137。体外照射以三维适形放疗及调强放疗为主，常用直线加速器或钴-60治疗机。

1.单纯放疗

单纯放疗仅用于有手术禁忌证的患者或无法手术切除的晚期患者。近距离照射总剂量按低剂量率计算为40～50Gy，体外照射总剂量为40～45Gy。对Ⅰ期、高分化者选用单纯腔内近距离照射外，其他各期均应采用腔内联合体外照射治疗。

2.放疗联合手术

Ⅱ期、ⅢC和伴有高危因素的Ⅰ期（深肌层浸润、G_3）患者，术后应辅助放疗，可降低局部复发，改善无瘤生存期。对Ⅲ期和Ⅳ期病例，通过手术、放疗和化疗联合应用，可提高疗效。

（三）化疗

化疗为全身治疗，适用于晚期或复发子宫内膜癌，也可用于术后有复发高危因素患者的治疗，以期减少盆腔外的远处转移。常用化疗药物有顺铂、多柔比星、紫杉醇等。可单独或联合应用，也可与孕激素合并应用。子宫浆液性癌术后应常规给予化疗，方案同卵巢上皮性癌。

（四）孕激素治疗

孕激素治疗主要用于保留生育功能的早期子宫内膜癌患者，也可作为晚期或复发子宫内膜癌患者的综合治疗方法之一。以高效、大剂量、长期应用为宜，至少应用12周方可评定疗效。孕激素受体（PR）阳性者有效率可达80%。常用药物及用法：醋酸甲羟孕酮250～500mg/d口服；甲地孕酮160～320mg/d口服；己酸羟孕酮500mg肌内注射，每周2次。长期使用可有水钠潴留或药物性肝炎等不良反应，停药后可恢复。有血栓性疾病史者慎用。

四、护理措施

（1）指导患者阴道出血多或排液多时保持外阴清洁干燥，预防感染。

（2）手术前两天遵医嘱给予患者阴道冲洗；术前需要进行肠道准备的患者，手术前一日进流食，并遵医嘱给予清洁肠道。

（3）手术后的护理：

①术后监测患者生命体征，观察伤口敷料有无渗出等。

②保持引流管和尿管通畅，准确记录引流液的性质和量，记录尿量。

③根据患者有无胃肠道部位手术、腹胀程度给予饮食护理。手术范围累及消化道者，常留置胃管，术后遵医嘱胃肠减压、禁食禁水，待排气后逐渐从流食、半流食至正常饮食过渡。手术未累及胃肠道者，术后6小时给予半流食，并根据排气和腹胀情况逐渐至正常饮食。

④进行疼痛评分，根据疼痛程度遵医嘱给予止痛药物。

⑤预防下肢深静脉血栓：卵巢癌患者术后易发生下肢深静脉血栓，术后鼓励患者进行主动、被动的肢体活动，如踝泵练习、使用下肢泵、穿弹力袜。监测下肢有无肿胀疼痛的现象，并预防性地使用抗凝剂等。

（4）心理护理：积极倾听患者主诉，了解其心理反应，寻求家属支持。必要时寻求专业心理人员给予干预。

（5）健康指导：

①做好预防和普查工作：对育龄期、绝经期后妇女应定期进行子宫内膜癌的筛查检查，育龄期尤其是绝经期妇女有不规则阴道流血，应提高警惕，尽早就医。

②子宫内膜癌应长期随访和监测，手术后的患者须定期复查，术后2年内每3～6个月1次；术后3～5年内每6～12个月1次。

③需要后续化疗治疗的患者告知后续化疗时间及注意事项。

第三节　卵巢上皮性肿瘤

卵巢上皮性肿瘤为最常见的卵巢肿瘤，占原发性卵巢肿瘤的50%～70%，占卵巢恶性肿瘤的85%～90%。多见于中老年妇女，很少发生在青春期前和婴幼儿。

传统认为，各类卵巢上皮性癌均起源于卵巢表面上皮，根据分化方向分为浆液性癌、黏液性癌及子宫内膜样癌等。但目前认为，卵巢上皮性癌的组织学起源具有多样性：卵巢高级别浆液性癌可能为输卵管上皮内癌形成后脱落种植于卵巢表面后发生，卵巢和腹膜高级别浆液性癌中同时发生输卵管癌的比例高达35%～78%，其中半数以上为输卵管伞端的原位癌，支持"输卵管起源学说"。低级别浆液性癌也可能由正常输卵管上皮脱落至卵巢表面、内陷形成包涵囊肿后再发生癌变，子宫内膜异位则可能是卵巢透明细胞癌、子宫内膜样癌、浆黏液性癌的组织学来源。但是，卵巢上皮性癌多途径起源的学说还有待更多证据的证实。

根据组织学和生物学行为特征，卵巢上皮性肿瘤分为良性、交界性和恶性。交界性肿瘤的镜下特征为上皮细胞增生活跃、无明显间质浸润，临床特征为生长缓慢、复发迟。近年来倾向于将"交界性肿瘤"改称为"不典型增生肿瘤"，因为没有证据显示部分交界性肿瘤（如黏液性肿瘤）有恶性行为。

一、病理

卵巢上皮性肿瘤组织学类型主要如下：

（一）浆液性肿瘤

1.浆液性囊腺瘤

浆液性囊腺瘤占卵巢良性肿瘤的25%。多为单侧，囊性，直径大于1cm，表面光滑，壁薄，囊内充满淡黄色清亮液体。镜下见囊壁为纤维结缔组织，内衬浆液性单层柱状上皮。当肿瘤上皮间质成分占优势时，称为腺纤维瘤。

2.交界性浆液性肿瘤

双侧多见，多为囊性，直径常大于1cm，囊内壁至少局部呈乳头状生长，少许病例可为卵巢表面乳头。镜下见逐级分支的乳头，浆液性上皮复层化，细胞核有异型，核分裂少见。预后良好。但若在镜下见到以细长无分支的乳头为特征的微乳头变异，则预后较差，与低级别浆液性癌相似。

3.浆液性癌

浆液性癌占卵巢癌的75%。多为双侧，体积常较大，可为囊性、多房、囊实性或实性。实性区切面灰白色，质脆，多有出血、坏死。囊内充满质脆乳头，内液清亮、浑浊或血性液体。根据细胞核分级以及核分裂计数，可分为高级别和低级别浆液性癌两类。高级别癌为最常见的组织学类型，约占卵巢癌的70%。镜下以伴裂隙样空腔的实性生长为主，也可形成乳头、筛孔等结构。细胞核级别高，核分裂象常见（多于12个/10高倍视野）。预后极差。低级别浆液性癌约为高级别浆液性癌的5%，以伴间质浸润的乳头状生长为主，细胞核级别低，核分裂象少于12个/10高倍视野（常少于5个/10高倍视野）。预后远好于高级别癌。

（二）黏液性肿瘤

1.黏液性囊腺瘤

黏液性囊腺瘤占卵巢良性肿瘤的20%、黏液性肿瘤的80%。多为单侧，圆形或卵圆形，体积较大，表面光滑，灰白色。切面常为多房，囊腔内充满胶冻样黏液，囊内很少有乳头生长。镜下见囊壁为纤维结缔组织，内衬单层黏液柱状上皮，可见杯状细胞及嗜银细胞。

2.黏液性交界性肿瘤

黏液性交界性肿瘤一般较大，几乎均为单侧，瘤体较大，通常直径大于10cm，表面光滑，切面常为多房或海绵状，囊壁增厚，可有细小、质软乳头形成。镜下见胃肠型细胞复层排列，细胞有异型，可形成绒毛状或纤细丝状乳头。

3.黏液性癌

黏液性癌绝大多数为转移性癌，卵巢原发性黏液癌并不常见，占卵巢癌的3%~4%。瘤体巨大（中位18~22cm），单侧，表面光滑，切面多房或实性，可有出血、坏死。镜下见异型黏液性上皮排列成腺管状或乳头状，出现融合性或毁损性间质浸润。

4.腹膜假黏液瘤（PMP）

腹膜假黏液瘤几乎均继发于低级别阑尾黏液肿瘤或高分化黏液癌，继发于其他胃肠道肿瘤或卵巢黏液性肿瘤者极为罕见。以盆腔和（或）腹腔内见丰富的胶冻样黏液团块为特征。多限于腹膜表面生长，一般不浸润脏器实质，镜下以大量黏液内见少许轻中度异型的黏液性上皮为特征。

（三）子宫内膜样肿瘤

良性肿瘤较少见，多为单房，表面光滑，囊壁衬以单层柱状上皮，似正常子宫内膜，间质内可有含铁血黄素的吞噬细胞。交界性肿瘤很少见。子宫内膜样癌占卵巢癌的10%~15%。肿瘤多为单侧，较大（平均直径15cm），切面囊性或实性，有乳头生长，囊液多为血性。镜下特点与子宫内膜癌极相似，多为高分化腺癌，常伴鳞状分化。

二、治疗

（一）卵巢良性肿瘤

根据患者年龄、生育要求及对侧卵巢情况，确定手术范围。年轻、单侧肿瘤行患侧卵巢肿瘤剔除或卵巢切除术，双侧肿瘤应行肿瘤剔除术，绝经后妇女可行子宫及双侧附件切除术。术中应剖检肿瘤，必要时作冰冻切片组织学检查。术中尽可能防止肿瘤破裂，避免瘤细胞种植于腹腔。巨大良性囊性肿瘤可穿刺放液，待体积缩小后取出，但穿刺前须保护穿刺周围组织，以防被囊液污染。放液速度应缓慢，以免腹压骤降发生休克。

（二）卵巢癌

初次治疗原则是手术为主，辅以化疗、放疗等综合治疗。

1.手术治疗

手术治疗是治疗卵巢癌的主要手段。初次手术的彻底性与预后密切相关。早期患者应行全面手术分期，包括：经腹手术应有足够大的腹部正中直切口；腹腔积液或腹腔冲洗液细胞学检查；全面探查腹膜和腹腔脏器表面，活检和（或）切除任何可疑病灶；正常腹膜随机盲检，如右结肠旁沟、子宫直肠陷凹等部位；全子宫和双附件切除；结肠下网膜切除；选择性盆腔淋巴结切除及腹主动脉旁淋巴结取样；黏液性肿瘤者应行阑尾切除。

对于年轻、希望保留生育功能的早期患者，需考虑其生育问题。手术方式为在全面手术分期的基础上行患侧附件切除（适用于ⅠA和ⅠC期患者）或双侧附件切除（适用于ⅠB期患者）。术前应充分知情同意。

晚期患者行肿瘤细胞减灭术（也称减瘤术），手术的目的是尽可能切除所有原发灶和转移灶，使残余肿瘤病灶达到最小，必要时可切除部分肠管、膀胱、脾脏等脏器。若最大残余灶直径小于1cm，称满意或理想的肿瘤细胞减灭术。对于经评估无法达到满意肿瘤细胞减灭术的ⅢC、Ⅳ期患者，在获得明确的细胞学或组织学诊断后，可先行最多3个疗程的新辅助化疗，再行中间型减瘤术，手术后继续化疗。

2.化学药物治疗

上皮性癌对化疗敏感，即使已有广泛转移也能取得一定疗效。除经过全面分期手术的ⅠA和ⅠB期、黏液性癌或低级别浆液性癌和子宫内膜样癌不需化疗外，其他患者均需化疗。化疗主要用于以下情况。

（1）初次手术后辅助化疗，以杀灭残余癌灶、控制复发，以缓解症状、延长生存期。

（2）新辅助化疗使肿瘤缩小，为达到满意手术创造条件。

（3）作为不能耐受手术者主要治疗，但较少应用。

常用化疗药物有顺铂、卡铂、紫杉醇、环磷酰胺等。多采用以铂类为基础的联合化疗，其中铂类联合紫杉醇为"金标准"一线化疗方案。老年患者可用卡铂或紫杉醇单药化疗。卵巢原发性黏液癌患者也可选择氟尿嘧啶＋四氢叶酸＋奥沙利铂或卡培他滨＋奥沙利铂联合化疗。一般采用静脉化疗，对于初次手术达到满意的患者也可采用静脉腹腔联合化疗。早期患者3～6个疗程，晚期患者6～8个疗程，疗程间隔一般为3周，紫杉醇可采用间隔1周给药。

3.靶向治疗

靶向治疗作为辅助治疗手段，如血管内皮生长因子（VEGF）抑制剂贝伐珠单抗用于初次化疗的联合用药和维持治疗。

4.放射治疗

其治疗价值有限。对于复发患者可选用姑息性局部放疗。

（三）交界性肿瘤

主要采用手术治疗。对于无生育要求的患者，手术方法基本参照卵巢癌，但临床Ⅰ期的患者经仔细探查后可不行后腹膜淋巴结切除术。交界性肿瘤预后较好，即使有卵巢外肿瘤种植，也可行保留生育功能手术。术后一般不选择辅助性化疗，只有对卵巢外浸润性种植者才考虑化疗。

（四）复发性癌

一经复发，预后很差，选择治疗时应优先考虑患者的生活质量。手术治疗的作用有限，应仔细、全面评估后实施。

化疗是复发性癌主要的治疗手段，药物的选择应根据一线化疗的方案、疗效、不良反应及肿瘤复发时间综合考虑，可按以下原则选择方案。

（1）一线化疗不含铂类者，选择铂类为主的联合化疗。

（2）一线化疗为铂类药物，化疗结束至肿瘤复发时间（无铂间隔）多于6个月者，可再选择以铂类为主的联合化疗；无铂间隔少于6个月或一线化疗未达完全缓解者，应选用二线药物，如吉西他滨、脂质体阿霉素、拓扑替康、依托泊苷等。

（3）选择靶向治疗，如聚二磷酸腺苷核糖聚合酶（PARP）抑制剂用于BRCA1/BRCA2基因突变的铂敏感复发二线化疗的维持治疗。

三、护理措施

（一）心理护理

向了解自己病情的患者讲述关于癌症治疗的新成果，帮助其建立疾病治疗的信心，减轻对疾病的恐惧心理；家属要求对患者进行病情保密，则要严格执行保密原则；耐心解答问题，给予信息支持，缓解焦虑情绪；鼓励家属多与患者沟通，关注患者心理变化。

（二）术前护理

1.皮肤准备

根据医嘱于术前1天给予患者备皮。备皮范围上至剑突下，下至大腿内侧上1/3，两侧达腋中线，包括会阴部皮肤。行腹腔镜手术的患者要清洁脐部。嘱患者于术前1日晚自行沐浴。

2.阴道准备

根据医嘱于术前1天给予患者阴道冲洗2次。有阴道出血及未婚的患者不做阴道冲洗。行肿瘤细胞减灭术者于第2次阴道冲洗后，在子宫颈及穹隆处涂甲紫做标记。

3.肠道准备

根据病情需要，遵医嘱于术前1天或术前3天进行相应的肠道准备。及时了解患者排便情况，若肠道准备不理想，要及时通知医生并遵医嘱予以相应处理。

（三）术后护理

1.病情观察及护理

严密观察患者的意识情况、生命体征，遵医嘱给予患者心电监护；观察伤口敷料情况，如有渗血、渗液，及时通知医生；观察阴道出血的量和颜色、引流液的量和颜色，判断是否有内出血发生；观察麻醉不良反应、肠蠕动恢复情况；尿管拔除后观察患者膀胱功能恢复情况。

2.疼痛护理

认真对待患者的疼痛主诉，遵医嘱使用止痛药物，观察药物不良反应，评价止痛效果。教会患者咳嗽时双手交叉放于腹部伤口两侧，向中间伤口方向挤压，以减轻咳嗽引起的伤口疼痛。

3.管路护理

根据手术范围和方式，患者术后可保留胃管、引流管及尿管。留置胃管的患者，遵医嘱定时给予冲洗胃管。保持胃管、引流管及尿管通畅，妥善固定，准确记录胃液、引流液和尿量。各班交接班时，查看管路的情况。告诉患者活动时注意勿让管路脱出。

4.营养支持

手术范围累及消化道、术后留置胃管的患者，遵医嘱禁食禁水，静脉营养支持治疗，其他患者可根据胃肠道恢复情况逐渐过渡至普通饮食。

5.活动与休息

手术当日卧床休息，麻醉恢复后可采取半卧位，缓解疼痛，利于引流，鼓励患者床上翻身与活动。术后第1天鼓励患者尽早下地活动，促进排气，避免肠粘连和血栓的发生。术后患者第1次下床时注意防跌倒。

6.预防感染

保留尿管期间，每日行会阴冲洗；保持伤口敷料清洁干燥，如有渗血、渗液，及时通知医生；监测体温，体温高于或等于38.5℃要通知医生；遵医嘱应用抗生素；保持床单位清洁；严格限制探视，避免交叉感染的发生。

7.预防血栓

鼓励患者活动；遵医嘱给予患者穿抗栓袜；倾听患者主诉，是否出现下肢的肿胀、疼痛，如有异常及时通知医生；遵医嘱使用抗凝药物。

（四）化疗护理

静脉化疗过程中，密切关注是否发生药物外渗，一旦发生，立即停止输液，及时给予处理；观察患者化疗后的不良反应，遵医嘱对症处理；多饮水，加强营养，进食高蛋白、高维生素、高纤维素、易消化的食物；预防感染。

（五）肠梗阻护理

肠梗阻是卵巢癌晚期患者常见并发症，主要症状是恶心、呕吐、腹胀、腹痛、停止排气排便。保守治疗时遵医嘱禁食禁水，给予胃肠减压，保持胃管引流通畅，准确记录胃管引流液的量、颜色和性质。必要时遵医嘱给予患者经胃管灌油，每次灌完后需夹闭胃管2小时。

（六）健康指导

1.疾病知识指导

卵巢癌易复发，患者了解术后复查的重要性；患者掌握如何应对化疗的不良反应。

2.生活指导

患者掌握饮食与活动原则，了解增强免疫力、预防感染的重要性，知道术后3个月可恢复正常的性生活。

3.延续性护理

患者掌握自我管理的技能；患者了解随访的重要性，知道复查、放疗、化疗的具体时间、地点、联系人等；患者知道各种抗癌组织的联系方式和渠道。

第四章　小儿呼吸系统疾病的诊疗与护理实施

第一节　急性上呼吸道感染

急性上呼吸道感染（acute upper respiratory infections，AURI）简称上感，俗称"感冒"，是小儿最常见的疾病。是由各种病原体引起的上呼吸道炎症，主要侵犯鼻、咽、扁桃体及喉部。一年四季均可发病。炎症局限在某一组织，即按该部炎症命名，如急性鼻炎、急性咽炎、急性扁桃体炎、急性喉炎等。急性上呼吸道感染主要用于上呼吸道局部感染定位不确切者。

一、临床表现

本病多发于冬春季节，潜伏期1~3d，起病多较急。由于年龄大小、体质强弱及病变部位的不同，病情的缓急、轻重程度也不同。年长儿症状较轻，婴幼儿症状较重。

（一）一般类型上感

1.症状

（1）局部症状：流清鼻涕、鼻塞、打喷嚏，也可有流泪、微咳或咽部不适。患儿多于3~4d不治自愈。

（2）全身症状：发热、烦躁不安、头痛、全身不适、乏力等。部分患儿有食欲缺乏、呕吐、腹泻、腹痛等消化系统的症状。有些患儿病初可出现脐部附近阵发性疼痛，多为暂时性，无压痛。可能是发热引起反射性肠痉挛或蛔虫骚动所致。如腹痛持续存在，多为并发急性肠系膜淋巴结炎，应注意与急腹症鉴别。

婴幼儿起病急，以全身症状为主，局部症状较轻。多有发热，有时体温可达39~40℃，热程2~3d至1周左右不等，起病1~2d由于突发高热可引起惊厥，但很少连续多次，退热后，惊厥及其他神经症状消失，一般情况良好。

年长儿以局部症状为主，全身症状较轻，无热或轻度发热，自诉头痛、全身不适、乏力。极轻者仅鼻塞、流稀涕、喷嚏、微咳、咽部不适等，大多于3~4d自愈。

2.体征

检查可见咽部充血，咽后壁滤泡肿大，如感染蔓延至鼻咽部邻近器官，可见相应的体征，如扁桃体充血肿大，可有脓性分泌物，下颌淋巴结肿大，压痛。肺部听诊多数正常，少数呼吸音粗糙或闻及痰鸣音。肠病毒感染者可见不同形态的皮疹。

（二）两种特殊类型上感

1.疱疹性咽峡炎

由柯萨奇A组病毒引起，多发于夏秋季节，可散发或流行。临床表现为骤起高热、咽痛、流涎，有时呕吐、腹痛等。查体可见咽部充血，在咽腭弓、腭垂、软腭或扁桃体上可见数个至十数个2~4mm大小灰白色的疱疹，周围有红晕，1~2d后疱疹破溃形成小溃疡。病程一周左右。

2.咽-结合膜热

由腺病毒3型和7型引起，多发生于春夏季，可在集体儿童机构中流行。以发热、咽炎和结膜炎为特征。临床表现为多呈高热、咽痛、眼部刺痛、结膜炎，有时伴有消化系统的症状。体查可见咽部充血、有白色点块状分泌物，周边无红晕，易于剥离，一侧或两侧滤泡性眼结膜炎，颈部、耳后淋巴结肿大。病程1~2周。

二、辅助检查

病毒感染者血白细胞计数在正常范围内或偏低，中性粒细胞减少，淋巴细胞计数相对增高。病毒分离、血清反应、免疫荧光、酶联免疫等方法，有利于病毒病原体的早期诊断。细菌感染者血白细胞可增高，中性粒细胞增高，在使用抗菌药物前进行咽拭子培养可发现致病菌。链球菌引起者可于感染2~3周后血中ASO滴度增高。

三、诊断和鉴别诊断

根据临床表现不难诊断，但应与以下疾病相鉴别。

（一）流行性感冒

流行性感冒由流感病毒、副流感病毒所致，有明显的流行病史。局部症状轻，全身症状重，常有发热、头痛、咽痛、四肢肌肉酸痛等，病程较长。

（二）急性传染病早期

上呼吸道感染常为急性传染病的前驱症状，如麻疹、流行性脑脊髓膜炎、脊髓灰质炎、猩红热、百日咳、伤寒等，应结合流行病史、临床表现及实验室资料等综合分析，并观察病情演变加以鉴别。

（三）急性阑尾炎

上呼吸道感染同时伴有腹痛，应与急性阑尾炎鉴别，本病腹痛常先于发热，腹痛部位以右下腹为主，呈持续性，有肌紧张和固定压痛点，白细胞及中性粒细胞增高。

四、治疗

（一）一般治疗

（1）注意适当休息，多饮水，发热期间宜给流质或易消化食物。

（2）保持室内空气新鲜及维持适当的温度、湿度。

（3）加强护理，注意呼吸道隔离，预防并发症。

（二）抗感染治疗

1.抗病毒药物应用

病毒感染时不宜滥用抗生素。常用抗病毒药物如下：

（1）利巴韦林：具有广谱抗病毒作用，每天10～15mg/kg，口服或静脉滴注，或2mg含服，每2h1次，6次/天，疗程为3～5d。

（2）双嘧达莫：有抑制RNA病毒及某些DNA病毒的作用，每天3～5mg/kg，疗程为3d。

（3）双黄连针剂：每天60mg/kg，加入5%或10%的葡萄糖液中静脉滴注，采用其口服液治疗也可取得良好的效果。

局部可用1%的利巴韦林滴鼻液，4次/天；病毒性结膜炎可用0.1%的阿昔洛韦滴眼，每1～2h1次。

2.抗生素类药物

如果细菌性上呼吸道感染、病情较重、有继发细菌感染，或有并发症者可选用抗生素治疗，常用者有青霉素、复方新诺明和大环内酯类抗生素，疗程3～5d。如证实为溶血性链球菌感染或既往有风湿热、肾炎病史者，青霉素疗程应为10～14d。

（三）对症治疗

（1）退热：高热应积极采取降温措施，通常可用物理降温如冷敷、冷生理盐水灌肠、温湿敷或35%～50%的酒精（乙醇）溶液擦浴等方法，或给予阿司匹林、对乙酰氨基酚、布洛芬制剂口服，或20%的安乃近肌内注射或滴鼻、小儿退热栓（吲哚美辛栓）肛门塞入，均可取得较好的降温效果。非超高热最好不用糖皮质激素类药物治疗。

（2）高热惊厥者可给予镇静、止惊等处理。

（3）咽痛者可含服咽喉片。

（4）鼻塞者可在进食前或睡前用0.5%的麻黄素液滴鼻。用药前应先清除鼻腔分泌物，每次每侧鼻孔滴入1～2滴，可减轻鼻黏膜充血肿胀，使呼吸道通畅，便于呼吸和吮乳。

（四）中医疗法

常用中成药，如银翘散、板蓝根冲剂、感冒退热冲剂、小柴胡冲剂、藿香正气散等。上呼吸道感染在中医称"伤风感冒"，根据临床辨证分为风寒感冒和风热感冒，分别选用辛温解表方剂和辛凉解表方剂，疗效可靠。

五、护理措施

（一）促进舒适

注意环境温度，保持室内温度18～22℃，湿度50%～60%，减少对呼吸道黏膜的刺激。保持室内空气清新，但应避免对流风，每日通风2次以上。避免过干、过热、减少细菌感染。避免因受凉而使症状加重或反复。患儿应减少活动，注意休息，各种治疗、护理操作尽量集中完成，以保证患儿的休息。如有发热者应卧床，并经常更换体位，以防止肺炎的发生。患儿应与其他患儿或正常儿分室居住，防止发生交叉感染，接触者应戴口罩。

（二）饮食护理

保证营养和水分的摄入，鼓励患儿多饮水，给予易消化、营养丰富、富含维生素的清淡流质或半流质饮食，少量多餐。因发热、呼吸增快增加水分消耗，要注意常喂水，入量不足者进行静脉补液。婴幼儿哺乳时采用头高位或抱起喂食，呛咳重者用滴管或小勺慢慢喂，以免进食用力或呛咳加重病情。

（三）鼻部护理

及时清除鼻咽部分泌物和干痂，保证呼吸道通畅。保持鼻孔周围清洁，并用凡士林、液状石蜡等涂抹，以减轻分泌物的刺激。嘱患儿不要用力擤鼻，以免炎症经咽鼓管向中耳发展引起中耳炎。鼻塞严重的患儿，可先清除鼻腔分泌物，再用0.5%麻黄碱液滴鼻（或用羟甲唑啉滴鼻液），每天2～3次，每次1～2滴。因鼻塞而妨碍吸吮的婴儿，可在哺乳前15分钟滴鼻，使鼻腔通畅，保证吸吮，但不能用药过频，以免产生依赖或出现不良反应。

（四）咽部口腔护理

加强口腔护理，保证口腔清洁。婴幼儿饭后喂少量的温开水以清洗口腔，年长儿饭后漱口，以防止口炎的发生，并可避免用口呼吸引起的口腔黏膜干燥。咽部不适或咽痛时，可用温盐水或复方硼酸液漱口、含服润喉片或应用咽喉喷雾剂等。

（五）密切观察体温变化

低热患儿注意休息，多饮水。当体温超过38.5℃时，给予物理降温或药物降温，退热处理1小时后复测体温，并随时注意有无新的症状或体征出现，以防发生惊厥或体温骤降。高热患儿应卧床休息，密切观察患儿体温、心率、呼吸的变化。每4小时测量体温一次，超高热者或有高热惊厥史者须1~2小时测量一次，并准确记录。降温过程中若出现体温骤降、大汗淋漓、面色苍白、四肢厥冷等虚脱表现，应给予保暖、饮热水或静脉补液。患儿衣被不宜过厚，以利于散热。为保持皮肤清洁，可用温热水擦浴，并及时更换被汗液浸湿的衣被。若婴幼儿虽有发热甚至高热，但精神较好，玩耍如常，在严密观察下可暂不处理。

（六）预防热性惊厥

既往有热性惊厥史的患儿，要注意及时降温，必要时可遵医嘱用镇静药。当高热患儿出现惊厥先兆时，立即通知医生，就地抢救，保持安静，按小儿惊厥处理。

（七）病情观察措施

（1）密切观察体温变化，警惕高热惊厥的发生。

（2）经常观察口腔黏膜及皮肤有无皮疹，注意咳嗽的性质及神经系统症状等，以便能早期发现麻疹、猩红热、百日咳及流行性脑脊髓膜炎等急性传染病，以及及时控制高热惊厥。

（3）注意观察咽部充血、水肿、化脓情况，如有咽后壁脓肿时，应及时报告医生，同时要注意防止脓肿破溃后脓液流入气道引起窒息。

（4）对有可能发生高热惊厥的患儿，要加强巡视，床边设置床栏，备好急救物品和药品，以便及时处理。

（5）注意有无外耳道流脓、头痛、鼻窦压痛等症状，及时发现中耳炎及鼻窦炎。

（八）用药护理

遵医嘱用药，用退热剂后应注意多饮水，以免虚脱；使用青霉素等抗生素前须做皮肤过敏试验，使用时还应注意观察有无发生变态反应（过敏反应）；使用镇静药物时，观察止惊效果和药物的不良反应。

第二节　急性支气管炎

急性支气管炎为儿科常见病，常继发于上呼吸道感染之后，也为肺炎的早期表现。气管常同时受累，故诊断应为急性气管、支气管炎。是某些急性传染病如麻疹、百日咳、白喉等的常见并发症。

一、临床表现

起病可急可缓。发病早期常有上呼吸道症状，最常见的症状是发热、咳嗽。体温多波动在38.5℃左右，可持续3~5d。咳嗽初为干咳，以后随分泌物增多而出现咳痰，初期为白色黏痰，随着病情进展渐转成脓痰。婴幼儿晨起时或兴奋时咳嗽加剧，偶有百日咳样阵咳。全身症状表现为精神不振，食欲低下，呼吸急促、呕吐、腹泻等，年长儿全身症状较轻，但可诉有头痛、乏力、咽部不适、胸痛等。体征可有咽部充血，肺部听诊早期为呼吸音粗糙，随病情进展可闻及散在干啰音及粗湿啰音，但啰音的部位多不固定，随着咳嗽及体位改变，啰音可减少或消失。

婴幼儿时期有一种特殊类型的支气管炎，称为哮喘性支气管炎，是指婴幼儿时期有哮喘表现的支气管炎。多发生在2岁以下，体质虚胖以及有湿疹或过敏史的小儿。患儿除有急性支气管炎临床表现外，往往伴有哮喘症状及体征，如呼气性呼吸困难，三凹征阳性，口唇发绀，双肺可闻哮鸣音及少量湿性啰音，以哮鸣音为主，肺部叩诊呈鼓音。本病有反复发作倾向，每次发作症状、体征类同，但一般随年龄增长而发作减少，仅有少数至年长后发展为支气管哮喘。

二、辅助检查

胸部X线检查显示正常，或者肺纹理增强，肺门阴影增深。病毒感染者周围血白细胞计数正常或偏低，细菌感染或混合感染者周围血白细胞计数及中性粒细胞均可增高。

三、诊断

根据临床症状与体征主要为发热、咳嗽及肺部不固定的粗的干、湿啰音，诊断不难。婴幼儿急性支气管炎病情较重时与肺炎早期不易鉴别，应按肺炎处理。哮喘性支气管炎应与支气管哮喘鉴别，后者多见于年长儿，起病急骤，反复发作，用皮质激素等气雾剂可迅速缓解或用肾上腺素皮下注射有效。

四、治疗

（一）一般治疗

治疗方法同上呼吸道感染，需经常改变体位，使呼吸道分泌物易于排出。

（二）控制感染

对考虑为细菌感染或混合感染者可使用抗生素，首选青霉素类抗生素，如青霉素、氨苄西林、阿莫西林（羟氨苄青霉素）；病原菌明确为百日咳杆菌或肺炎支原体、衣原体者选用大环内酯类，如红霉素、罗红霉素、阿奇霉素等。

（三）对症治疗

对频繁干咳者可给镇咳药，而呼吸道分泌物多者一般尽量不用镇咳剂或镇静剂，以免抑制咳嗽反射，影响黏痰咳出。常用止咳祛痰药有复方甘草合剂、急支糖浆、川贝枇杷露。对痰液黏稠者可行雾化吸入（含 α-糜蛋白酶、庆大霉素、利巴韦林、肾上腺皮质激素等），亦可用10%氯化铵，每次0.1～0.2mL/kg口服。对哮喘性支气管炎，可口服氨茶碱，每次2～4mg/kg，每6h1次，伴有烦躁不安者可与异丙嗪合用，每次1mg/kg，每6h1次；哮喘严重者可口服泼尼松或用氢化可的松加入10%葡萄糖溶液中静脉滴注，疗程1～3d。

五、护理措施

（一）一般护理

（1）保持病室环境舒适，空气流通，温湿度适宜，室温维持在18～22℃，湿度以60%为宜。定时开窗通风，避免直吹或对流风。尽量使患儿安静，避免哭闹，以减少氧消耗。不同病原体肺炎患儿应分室居住，以防交叉感染。病室每天紫外线消毒一次。

（2）饮食护理：饮食宜给予易消化、营养丰富的高蛋白质、富含维生素流质、半流质饮食，以提高机体抵抗力。鼓励患儿多饮水，少量多餐，避免过饱影响呼吸。喂哺时应耐心，哺母乳者应抱起喂，防止呛咳。重症不能进食时，给予静脉营养。保证液体的摄入量，以湿润呼吸道黏膜，防止分泌物干结，利于痰液排出，同时防止发热导致的脱水。对重症患儿应准确记录24小时出入量，严格控制静脉点滴速度，最好使用输液泵，保持液体均匀输入，以免发生心力衰竭。

（3）置患儿于有利于肺扩张的体位，患儿头抬高30°～60°，并经常更换，定时翻身叩背，或抱起患儿，以减少肺部瘀血和防止肺不张，利于呼吸道分泌物排出。

（4）正确留取标本，以指导临床用药。

（二）保持呼吸道通畅和改善呼吸功能的护理

1.保持呼吸道通畅

（1）及时清除口鼻分泌物，分泌物黏稠者应用超声雾化或蒸汽吸入，一般每天2～4次，每次20分钟。雾化吸入有助于解除支气管痉挛、水肿，使痰液变稀释以利于咳出。分泌物过多影响呼吸时，应用吸引器吸痰，注意吸痰不可过于频繁，动作要轻快，吸痰后宜立即给氧。

（2）帮助患儿转换体位，翻身叩背，其方法是五指并拢，稍向内合掌，由下向上、由外向内轻叩背部，以帮助痰液排出，防止坠积性肺炎。根据病情或病变部位进行体位引流。

（3）按医嘱给予祛痰药，指导和鼓励患儿进行有效的咳嗽。

2.改善呼吸功能

（1）凡有缺氧症状，如呼吸困难、口唇发绀、喘憋、烦躁、面色灰白等情况时，应立即给氧。一般采用鼻导管给氧。氧流量为0.5～1L/min（滤过瓶中每分钟出现100～200个气泡），氧浓度不超过40%，氧气应湿化，以免损伤呼吸道黏膜。新生儿或婴幼儿缺氧明显者可用鼻塞、面罩、头罩或氧帐给氧，面罩给氧，氧流量2～4L/min，氧浓度50%～60%。若出现呼吸衰竭，则使用机械通气正压给氧。

（2）按医嘱使用抗生素治疗肺部炎症、改善通气，并注意观察药物的疗效及不良反应。

（3）吸氧过程中应经常检查导管是否通畅，患儿缺氧症状是否改善，发现异常及时处理。

（三）对症护理

（1）密切观察有无心力衰竭的表现。若患儿出现烦躁不安、面色苍白、呼吸加快（＞60次/分）、心率增快（＞160～180次/分）、出现心音低钝或奔马律、肝脏短期内迅速增大等心力衰竭的表现，应及时报告医师，立即给予吸氧、减慢输液速度，控制在每小时5mL/kg。

（2）若患儿出现呼吸困难、咳嗽加重、突然口吐粉红色泡沫痰，应考虑肺水肿。立即嘱患儿取坐位，双腿下垂，可给患儿吸入经20%～30%乙醇湿化的氧气，每次吸入时间不宜超过20分钟。

（3）密切观察意识、瞳孔等变化。若患儿出现烦躁、嗜睡、惊厥、昏迷、呼吸不规则等，提示颅内压增高，有脑水肿、中毒性脑病的可能，应立即报告医师并配合抢救。

（4）若患儿病情突然加重，烦躁不安，体温持续不降或退而复升，咳嗽和呼吸困难加重，中毒症状加重，咳出大量脓性痰，提示并发了肺脓肿。患儿突然出现剧烈咳嗽、呼吸困难、胸痛、发绀、烦躁不安、脉率加快、面色青紫、患侧呼吸运动受限等，提示并发了脓胸或脓气胸，及时配合医师进行胸腔穿刺或胸腔闭式引流。

（5）密切观察有无腹胀、肠鸣音减弱或肠鸣音消失、呕吐、有无便血等。若腹胀明显伴低钾血症者，按医嘱补钾。有中毒性肠麻痹时，给予腹部热敷、肛管排气、禁食、胃肠减压等，以促进肠蠕动，消除腹胀，缓解呼吸困难。也可皮下或足三里穴注射新斯的明，或用酚妥拉明静脉滴注。

（6）维持体温正常：发热者应注意体温的监测，警惕高热惊厥的发生，并采取相应的降温措施。体温过低多见于重症肺炎和新生儿肺炎，应采取相应的保暖措施。

（四）用药护理

（1）按医嘱给予抗生素、祛痰药或支气管解痉药。观察药物疗效，注意药物不良反应。

（2）发生心力衰竭时应减慢输液速度，并给予吸氧、呋塞米及酚妥拉明等。静脉注射毛花苷丙应稀释，速度应缓慢，给药前数脉搏，心率少于90次/分或脉率不齐应暂停给药，与医师联系。

（五）心理护理

护士应主动关心患儿，做到态度亲切、和蔼、耐心，以减少分离性焦虑；对年长儿可用通俗的语言说明住院和静脉注射对疾病治疗的重要性；应经常抱婴幼儿，使其得到充分的关爱和心理满足；要主动与家长沟通，及时向家长介绍患儿病情，耐心解答问题，给予家长心理支持。

第三节　支气管哮喘

支气管哮喘是一种以嗜酸性粒细胞、肥大细胞、T细胞等多种炎性细胞参与的气道慢性炎症性疾病，患者气道具有对各种激发因子刺激的高反应性。临床以反复发作性喘息、呼吸困难、胸闷或咳嗽为特点。常在夜间和（或）清晨发作或加剧，多数患者可自行缓解或治疗后缓解。

一、临床表现

起病可急可缓。婴幼儿常有1~2d的上呼吸道感染表现，年长儿起病较急。发作时，患儿主要表现为严重的呼气性呼吸困难，严重时端坐呼吸，患儿焦躁不安，大汗淋漓，可出现发绀。肺部检查可有肺气肿的体征：两肺满布哮鸣音（有时不用听诊器即可听到），呼吸音减低。部分患儿可闻及不同程度的湿啰音，且多在发作好转时出现。

根据年龄及临床特点分为婴幼儿哮喘、儿童哮喘和咳嗽变异性哮喘。

哮喘持续发作超过24h，经合理使用拟交感神经药物和茶碱类药物，呼吸困难不能缓解者，称之为哮喘持续状态。但需要指出，小儿的哮喘持续状态不应过分强调时间的限制，而应以临床症状持续严重为主要依据。

二、辅助检查

（一）血常规

白细胞大多正常，若合并细菌感染可增高，嗜酸性粒细胞增高。

（二）血气分析

一般为轻度低氧血症，严重患者伴有二氧化碳潴留。

（三）肺功能检查

呼气峰流速（peak expiratory，PEF，指肺在最大充满状态下，用力呼气时所产生的最大流速）减低；1s最大呼气量降低。

（四）过敏源测定

可作为发作诱因的参考。

（五）X线检查

在发作期间可见肺气肿及肺纹理增重。

三、诊断

支气管哮喘可通过详细询问病史做出诊断。不同类型的哮喘诊断证据如下：

（一）婴幼儿哮喘

（1）年龄小于3岁，喘憋发作不低于3次。

（2）发作时双肺闻及以呼气相为主的哮鸣音，呼气相延长。

（3）具有特异性体质，如湿疹、过敏性鼻炎等。

（4）父母有哮喘病等过敏史。

（5）除外其他疾病引起的哮喘。

符合（1）（2）（5）条即可诊断哮喘；如喘息发作2次，并具有（2）（5）条诊断可疑哮喘或喘息性支气管炎；若同时有（3）和（或）（4）条者，给予哮喘诊断性治疗。

（二）儿童哮喘

（1）年龄不低于3岁，喘息反复发作。

（2）发作时双肺闻及以呼气相为主的哮鸣音，呼气相延长。

（3）支气管舒张剂有明显疗效。

（4）除外其他可致喘息、胸闷和咳嗽的疾病。

疑似病例可选用1％肾上腺素皮下注射，0.01mL/kg，最大量不超过每次0.3mL，或用舒喘灵雾化吸入，15min后观察，若肺部哮鸣音明显减少，或FEV上升不低于15％，即为支气管舒张试验阳性，可诊断支气管哮喘。

（三）咳嗽变异性哮喘

各年龄均可发病。

（1）咳嗽持续或反复发作超过1个月，特点为夜间（或清晨）发作性的咳嗽，痰少，运动后加重，临床无感染征象，或经较长时间的抗生素治疗无效。

（2）支气管扩张剂可使咳嗽发作缓解（基本诊断条件）。

（3）有个人或家族过敏史，过敏源皮试可阳性（辅助诊断条件）。

（4）气道呈高反应性，支气管舒张试验阳性（辅助诊断条件）。

（5）除外其他原因引起的慢性咳嗽。

四、治疗

（一）治疗原则

坚持长期、持续、规范、个体化的治疗原则。

1.发作期

快速缓解症状、抗感染、平喘。

2.持续期

长期控制症状抗感染，降低气道高反应性，避免触发因素，自我保健。

（二）发作期治疗

1.一般治疗

注意休息，去除可能的诱因及致敏物。保持室内环境清洁、适宜的空气湿度和温度、良好的通风换气和日照。

2.平喘治疗

（1）肾上腺素能β_2受体激动剂：松弛气道平滑肌，扩张支气管，稳定肥大细胞膜，增加气道的黏液纤毛清除力，改善呼吸肌的收缩力。

①沙丁胺醇（salbutamol，舒喘灵，喘乐宁）气雾剂每揿100μg。每次1～2揿，每天3～4次。0.5%水溶液每次0.01～0.03mL/kg，最大量1mL，用2～3mL生理盐水稀释后雾化吸入，重症患儿每4～6h1次。片剂每次0.1～0.15mg/kg，每天2～3次。或小于5岁每次0.5～1mg，5～14岁每次2mg，每天3次。

②特布他林每片2.5mg，1～2岁每次1/4～1/3片，3～5岁每次1/3～2/3片，6～14岁每次2/3～1片，每天3次。

③其他β_2受体激动剂，如丙卡特罗等。

（2）茶碱类：氨茶碱口服每次4～5mg/kg，每6～8h1次，严重者可静脉给药，应用时间长者，应监测血药浓度。

（3）抗胆碱类药：可抑制支气管平滑肌的M样受体，引起支气管扩张，也能抑制迷走神经反射所致的支气管平滑肌收缩。以β_2受体阻滞剂更为有效。可用溴化羟异丙托品，对心血管系统作用弱，用药后峰值出现在30～60min，其作用部位以大中气道为主，而β_2受体激动剂主要作用于小气道，故两种药物有协同作用。气雾剂每揿20μg，每次1～2揿，每天3～4次。

3.糖皮质激素的应用

糖皮质激素可以抑制特应性炎症反应，减低毛细血管通透性，减少渗出及黏膜水肿，降低气道的高反应性，故在哮喘治疗中的地位受到高度重视。除在严重发作或持续状态时可予短期静脉应用地塞米松或氢化可的松外，多主张吸入治疗。常用的吸入制剂如下：

（1）丙酸倍氯米松气雾剂（BDP）：每揿200μg。

（2）丙酸氟替卡松气雾剂（FP）：每揿125μg。以上药物根据病情每天1~3次，每次1~2揿。每天200~400μg是很安全的剂量，重度年长儿可达到600~800μg，病情一旦控制，可逐渐减少剂量，疗程要长。

4.抗过敏治疗

（1）色甘酸钠（SOG）：能稳定肥大细胞膜，抑制释放炎性介质，阻止迟发性变态反应，抑制气道高反应性。气雾剂每揿2mg，每次2揿，每天3~4次。

（2）酮替芬：为碱性抗过敏药，抑制炎性介质释放和拮抗介质，改善β受体功能。对儿童哮喘疗效较成人好，对已发作的哮喘无即刻止喘作用。每片1mg。小儿每次0.25~0.5mg，1~5岁每次0.5mg，5~7岁每次0.5~1mg，7岁以上每次1mg，每天2次。

5.哮喘持续状态的治疗

哮喘持续状态是支气管哮喘的危症，需要积极抢救治疗，否则会因呼吸衰竭而导致死亡。

（1）一般治疗：保证液体入量。因机体脱水时呼吸道分泌物黏稠，阻塞呼吸道使病情加重。一般补1/4~1/5张液即可，补液的量根据病情决定，一般24h液体需要量为1000~1200mL/m²。如有代谢性酸中毒，应及时纠正，注意保持电解质平衡。如患儿烦躁不安，可适当应用镇静剂，但应避免使用抑制呼吸的镇静剂（如吗啡、杜冷丁）。如合并细菌感染，应用抗生素。

（2）吸氧：保证组织细胞不发生严重缺氧。

（3）迅速解除支气管平滑肌痉挛：氨茶碱静脉注射，雾化吸入舒喘灵。若经上述治疗仍无效，可用异丙肾上腺素静脉滴注，剂量为0.5mg加入10%葡萄糖100mL中（5μg/mL），开始以每分钟0.1μg/kg缓慢静点，在心电图及血气监测下，每15~20min增加0.1μg/kg，直到氧分压及通气功能改善，或达6μg/（kg·min），症状减轻后，逐渐减量维持用药24h。如用药过程中心率达到或超过 200 次 / 分或有心律失常应停药。

（4）机械通气：严重患者应用呼吸机辅助呼吸。

（三）缓解期治疗及预防

（1）增强抵抗力，预防呼吸道感染，可减少哮喘发病的机会。

（2）避免接触过敏原。

（3）根据不同情况选用适当的免疫疗法，如转移因子、胸腺素、脱敏疗法、气管炎菌苗。

（4）可用丙酸倍氯米松吸入，每天不超过400μg，长期吸入，疗程达1年以上；酮替芬用量同前所述，疗程3个月；色甘酸钠长期吸入。

总之，哮喘是一种慢性疾病，仅在发作期治疗是不够的，需进行长期的管理，提高对疾病的认识，配合防治、控制哮喘发作、维持长期稳定，提高患者生活质量，这是一个非常复杂的系统工作。

五、护理措施

（一）一般护理

（1）保持室内空气清新，温湿度适宜。明确过敏源者，尽快脱离过敏源环境。避免强光及有害气体刺激。

（2）活动与休息：提供安静、舒适的环境，以利于患儿休息。护理操作应尽量集中完成。协助患儿日常生活，指导合理活动，依病情逐渐增加活动量，尽量避免情绪激动及紧张的活动。患儿活动前后，监测其呼吸和心率情况，活动时如有气促、心率加快可休息，必要时吸氧。

（3）心理护理：理解患儿及家长的情感需求，给予关心照顾，允许患儿表达情绪。哮喘发作时守护并安抚患儿，缓解恐惧心理，满足其合理要求，促使患儿放松。向患儿或家长讲述哮喘的诱因、治疗过程及预后，指导家长以正确的态度对待患儿，充分发挥患儿主观能动性，使其学会自我护理、预防复发，鼓励其战胜疾病的信心。

（二）对症护理

1.缓解呼吸困难

（1）取舒适坐位或半坐位，以利患儿呼吸，采用体位引流以协助患儿排痰。

（2）给予氧气吸入，浓度以40%为宜，根据情况给予鼻导管或面罩吸氧。定时进行血气分析，及时调整氧流量，使PaO_2保持在9.3～12.0kPa（70～90mmHg）。

（3）指导和鼓励患儿做深而慢的呼吸运动。

（4）监测患儿生命体征，注意其有无呼吸困难及呼吸衰竭的表现，必要时立即给予机械呼吸，以及做好气管插管的准备。

（5）按医嘱给予支气管扩张药和肾上腺糖皮质激素雾化吸入，必要时静脉给药，并注意观察疗效和不良反应。

2.维持气道通畅

（1）给予雾化吸入，胸部叩击，以促进分泌物的排出，病情许可采取体位引流；对痰多无力咳出者，及时吸痰。

（2）保证患儿摄入足够的水分，以降低分泌物的黏稠度。

（3）若有感染，遵医嘱给予抗生素。

3.密切观察病情

监测生命体征、意识状况。

（1）当患儿出现烦躁不安、发绀、大汗淋漓、气喘加剧、心率加快、血压下降、呼吸音减弱、肝脏在短时间内急剧增大等情况，立即报告医师并积极配合抢救。

（2）警惕发生哮喘持续状态，若发生哮喘持续状态，应立即吸氧并给予半坐卧位，协助医师共同处理。

（三）用药护理

（1）讲解气雾剂的使用方法，使用吸入治疗时应嘱患儿在按压喷药于咽部的同时深吸气，然后闭口屏气10秒，可获较好的效果。吸药后清水漱口可减轻局部不良反应。

（2）氨茶碱的有效浓度与中毒浓度很接近，长期用药，需做药物浓度监测，其有效浓度以10～20μg/mL为宜。注意观察有无胃部不适、恶心、呕吐、头晕、头痛、心悸及心律失常等氨茶碱的不良反应。

（3）拟肾上腺素类药物的不良反应主要是心动过速、血压升高、虚弱、恶心、变态反应等，应注意观察。

（4）肾上腺素糖皮质激素是目前治疗哮喘最有效的药物，长期使用可产生二重感染、肥胖等不良反应。当患儿出现身体形象改变时，要做好心理护理。

第五章　小儿消化系统疾病的诊疗与护理实施

第一节　口炎

　　口炎是指口腔黏膜的炎症，可单独发病也可继发于急性感染、腹泻、营养不良以及B族维生素、维生素C缺乏等全身性疾病，可由病毒、细菌、真菌引起，亦可因局部受理化刺激而引起，若病变仅局限于舌、牙龈、口角，亦可称为舌炎、牙龈炎、口角炎。

　　婴幼儿时期口腔黏膜薄嫩、血管丰富，唾液分泌少，口腔黏膜较干燥，有利于微生物繁殖，不注意食具及口腔卫生、不适当擦拭口腔、食物过高温度刺激或各种疾病导致机体抵抗力下降等因素，均可导致口腔炎的发生。

一、鹅口疮

　　鹅口疮又名雪口病，为白色念珠菌感染所致的口炎。多见于新生儿和婴幼儿，营养不良、腹泻、长期应用广谱抗生素或激素的患儿。大多通过不洁食具感染，新生儿在出生时亦可经产道感染。

　　（一）临床表现

　　在口腔黏膜上出现白色奶块样点状或片状物，可融合成片，略高于黏膜表面，不易拭去，强行擦拭剥落后，局部黏膜潮红粗糙，可有渗血。患处不痛，不流涎，一般不影响吃奶，也无全身症状。常见于颊黏膜、舌、齿龈、上腭、唇内黏膜等处，可蔓延至咽部，偶可累及消化道或呼吸道，引起真菌性肠炎或真菌性肺炎。

取白膜涂片，加10%氢氧化钠1滴，镜检可见真菌菌丝和孢子。

（二）治疗

用2%的碳酸氢钠溶液清洗口腔每天2～4次，以餐后1h左右为宜，动作应轻、快、准，以免引起呕吐。局部可涂抹10万～20万U/mL制霉菌素混悬液或1%甲紫溶液，每天2～3次。

二、疱疹性口炎

疱疹性口炎为单纯疱疹病毒感染所致，多见于1～3岁的小儿，冬、春季多见，传染性强，常在卫生条件差的托幼机构小范围流行。

（一）临床表现

起病时发热体温达38～40℃，1～2d后唇红部及邻近口周皮肤和口腔黏膜出现散在或成簇的小水疱，直径2～3mm，周围有红晕，可很快破裂形成浅溃疡，溃疡表面覆盖黄白色膜样渗出物，多个小溃疡可融合成不规则的较大溃疡。局部疼痛明显，出现流涎、拒食、烦躁、颌下淋巴结肿大。病程1～2周，发热可持续5～7d，局部淋巴结肿大可持续2～3周。本病应与疱疹性咽峡炎鉴别，后者由柯萨奇病毒引起，多发生于夏季，常骤起发热及咽痛，疱疹主要发生在咽部和软腭，有时见于舌面，但不累及齿龈和颊黏膜。

（二）治疗

多饮水，用3%过氧化氢溶液或0.1%依沙吖啶（利凡诺）溶液清洁口腔，较大儿童可含漱等保持口腔清洁和黏膜湿润。局部可涂碘苷（疱疹净），亦可喷洒西瓜霜、锡类散、冰硼散等。为预防感染可涂2.5%～5%金霉素鱼肝油软膏；伴口唇干裂可涂液状石蜡或抗生素软膏。疼痛重者，进食前用2%利多卡因涂抹局部，同时避免摄入刺激性食物。

三、溃疡性口炎

由链球菌、金黄色葡萄球菌、肺炎链球菌、铜绿假单胞菌或大肠埃希菌等感染引起。多见于婴幼儿，常发生于急性感染、长期腹泻等体弱患儿，在口腔不洁时有利于细菌繁殖而致病。

（一）临床表现

口腔各部均可发生，常见于舌、唇内及颊黏膜处，可蔓延到唇及咽喉部。初起时口腔黏膜充血、水肿，继而形成大小不等的糜烂和浅溃疡，溃疡表面有纤维素性炎症渗出物形成的灰白色或黄色假膜，边界清楚，易拭去，拭去后遗留溢血的创面，但不久又被假膜覆盖。患儿常因局部疼痛而哭闹、烦躁、拒食、流涎。

常有发热，体温可达39～40℃，伴颌下淋巴结肿大。溃疡性口炎假膜涂片染色可见大量细菌，血常规检查可有白细胞和中性粒细胞增高。

（二）治疗

1.控制感染

注意口腔卫生，可用0.1%～0.3%依沙吖啶溶液等清洁口腔后涂2.5%～5%金霉素鱼肝油软膏，或用中药养阴生肌散等，1～2次/天。病情较重者可选择敏感的抗生素控制感染。

2.止痛

疼痛明显，可局部涂2%利多卡因。

3.饮食

给予温凉半流食或流食，富含足够营养和B族维生素及维生素C，有利于疮口愈合。

4.对症治疗

对发热者给予对症处理，烦躁者可酌情给予镇静剂，有脱水、酸中毒者应予以积极纠正。

四、护理措施

（1）注意口腔卫生，少量多次喂水，保持口腔黏膜湿润，口腔清洁。每次喂食前，成年人应注意用肥皂水洗手，以防止手上的细菌进入儿童口腔。

（2）保持营养和水分供应。患口腔炎时，服用柔软清淡的食物，多吃水果。饮食温度不宜过热。严重者可喂流质或半流质饮食，减少咀嚼。同时，避免酸、辣等刺激性食物。因剧烈疼痛不能进食的，可以去医院补液，保证基本营养和水分。

（3）注意用具消毒。特别是清洗消毒奶头、奶瓶、奶锅、杯子、勺子等器具，一般清洗后煮沸消毒20分钟。

（4）清洁口腔。能配合的年长儿童可用消毒棉签浸泡1%过氧化氢溶液后清洗口腔或漱口。清洗时，口腔内的分泌物或腐败组织会随泡沫流出口腔，抑制或杀死厌氧菌。通常每天清洁3～5次。

（5）按时用药。对卡他性口腔炎和溃疡性口腔炎，可局部涂抹在口腔黏膜上。涂抹前，将纱布或棉球放在脸颊黏膜的腮腺出口处，以阻止唾液，然后用干棉球吸收病变部位的黏膜表面，然后涂抹药物。涂抹后，最好闭上嘴10分钟，然后取出纱布（或棉球），以防止儿童吞咽。注意不要立即喝水、进食或漱口。一般外部药物包括冰硼散、锡散、珠黄散等。如果溃疡严重，可口服磺胺类药物（过敏应谨慎使用），或肌内注射青霉素（必须进行皮肤试验）等抗生素以控制感染。由白色念珠菌引起的口腔炎（如鹅口疮），由于白色念珠菌容易在酸性环境中繁殖，因此不应使用硼酸溶液清洁口腔，而应选择2%碳酸氢钠溶液，或局部涂制霉菌素甘油、1%龙胆紫溶液(紫药水)；口服制霉菌素，每次5万～10万单位，一日3次。

第二节　胃炎

胃炎是由于物理性、化学性及生物性有害因子作用于人体，引起胃黏膜发生的炎症性病变，占小儿胃病的80%左右。年龄不同，临床症状表现不同，一般结合病史及胃镜检查确诊，个别病例依据病理检查确诊。可分为急性和慢性两种。

一、急性胃炎

起病较急，症状以腹痛多见，食欲缺乏，恶心，呕吐；重者可出现呕血、黑便、水电解质紊乱、酸碱失衡等。有感染者常伴有发热等全身中毒症状。

（一）诊断

1.病史

急性胃炎多为继发性，可由急性重症感染、休克、呼吸衰竭、严重烧伤、创伤等其他危重疾病所导致的应激反应。

服用对胃黏膜有损害的药物，如保泰松、吲哚美辛、阿司匹林或肾上腺皮质激素，胃内异物，食物过敏，误服腐蚀剂，摄入细菌或毒素污染物等。

2.查体

主要具有原发病的体征。腹部触诊剑突下、脐周围或全腹有明显压痛。如果因吞服或误服强酸、强碱而引起的急性腐蚀性胃炎，可见唇、口咽、食管黏膜损伤。不同腐蚀剂可见不同颜色的灼痂，硫酸可致黑色痂，盐酸可致灰棕色痂，硝酸可致深黄色痂，醋酸可致白色痂，强碱可致透明性水肿。

3.辅助检查

（1）胃镜检查：胃黏膜充血、水肿、糜烂、出血。

（2）病理组织学检查：上皮细胞变性，坏死，固有膜中性粒细胞浸润。没有或有极少淋巴细胞、浆细胞，腺体细胞变性坏死。

（二）治疗

1.一般治疗

找到病因，治疗原发病，避免刺激性药物和食物。治疗水、电解质紊乱及酸碱失衡。

2.药物治疗

使用抗酸药、胃黏膜保护药及止血药。

（1）抗酸药：以H_2受体阻断药最为常用。西咪替丁、雷尼替丁或法莫替丁静脉滴注或口服。病情严重者可用质子泵抑制药如奥美拉唑、兰索拉唑。

（2）胃黏膜保护药：氢氧化铝凝胶10~30mL/次，3次/天，口服；枸橼酸铋钾（三钾二枸橼酸铋）120mg，4次/天或240mg，2次/天，口服；十六角蒙脱石加水调成糊状，口服；十六角蒙脱石用量：低于1岁，1袋/d；1~2岁，1~2袋/d；2~3岁，2~3袋/d；大于3岁，3袋/d。以上均分为3次，于每次饭前1h口服，重者首剂加倍。

（3）止血药：出血量大者，在抗酸药的同时加用止血药。4℃500mL盐水中加6~8mg去甲肾上腺素，混匀后取50~100mL，口服。凝血酶、巴曲酶（立止血）静脉滴注或口服。中药复方五倍子液口服。

（4）其他：对于误服腐蚀剂的患儿，必须及早抢救，立即饮蛋清或牛乳，强酸在牛乳稀释后可用制酸剂。强碱不用酸中和，因酸碱反应所产生的热能加剧损伤。如损伤不重或来诊很及时，可试用细软的硅胶管洗胃、抽出腐蚀剂，但应慎用，防止胃穿孔。同时给患儿输液、镇静、止痛，维持呼吸道通畅，密切观察病情变化。有胃穿孔者及时外科治疗。

二、慢性胃炎

慢性胃炎是有害因子长期反复作用于胃黏膜引起损伤的结果，小儿慢性胃炎中以浅表性胃炎最常见，占90%~95%以上，萎缩性胃炎极少。

（一）诊断

1.病史

患儿食欲缺乏，有恶心、呕吐、腹胀、反酸等症状；持续或间断慢性腹痛，上腹或脐周痛多见，多与进食有关，进食和饭后腹痛多见，轻者为间歇性隐痛或钝痛，严重者为剧烈绞痛。胃黏膜糜烂出血者有呕血、黑便。

2.查体

腹部触痛多数位于上腹部、脐周，部分患儿部位不固定。

3.辅助检查

（1）胃镜检查：这是最有价值的安全、可靠的诊断手段。根据病变程度不同，可见黏膜广泛充血、水肿、糜烂、出血，有时可见黏膜表面的黏液斑或反流的胆汁。HP感染胃炎时，可见到胃黏膜疣状结节样改变。同时可取病变部位组织进行幽门螺杆菌和病理学检查。

（2）X线钡餐造影：多数胃炎病变在黏膜表面，钡餐造影难有阳性发现。胃窦部有浅表炎症者，有时可呈现胃窦部激惹征，胃黏膜增粗、迂曲、锯齿状，幽门前区呈半收缩状态，可见不规则痉挛收缩。气、钡双重造影效果较好。

（3）病理组织学改变：上皮细胞变性，胃小凹上皮细胞增生，固有层黏膜炎症细胞浸润、腺体萎缩。炎症细胞主要是淋巴细胞、浆细胞。

①根据有无腺体萎缩诊断为慢性浅表性胃炎或慢性萎缩性胃炎。

②根据炎症程度，慢性浅表性胃炎分为轻、中、重三级。轻度：炎症细胞浸润较多，多限于黏膜的浅表1/3，其他改变均不明显。中度：病变程度介于轻、重之间，炎症细胞累及黏膜全层的浅表1/3 ~ 2/3。重度：黏膜上皮变性明显，且有坏死、胃小凹扩张、变长变深、可伴肠腺化生，炎症细胞浸润较重，超过黏膜2/3以上，可见固有层黏膜内淋巴滤泡形成。

③如固有膜炎症细胞浸润，应注明"活动性"。

（4）幽门螺杆菌（HP）感染检查：应常规检测有无HP感染。以下两项中任一项阳性可诊断。

①胃窦黏膜组织切片染色见大量典型细菌。

②胃黏膜HP培养阳性。以下四项中需有两项或两项以上阳性才能诊断：^{13}C-尿素呼气试验阳性；胃窦黏膜组织切片染色见少量典型细菌；快速尿素酶试验阳性；血清学HP-IgG阳性；或粪便HP抗原测定阳性。

4.诊断要点

根据病史、体检、临床表现、胃镜和病理学检查基本可以确诊。

（二）治疗

1.一般治疗

去除病因，积极治疗原发病。养成良好的饮食习惯和生活规律。合理饮食，避免过凉、过硬、辛辣饮食，尽量少用或不用损害胃黏膜的药物。

2.药物治疗

（1）H_2受体拮抗药：用于腹痛明显及有上消化道出血者，治疗2周。

（2）解痉药：丙胺太林等。

（3）胃肠动力药：胃运动功能异常有呕吐或胆汁反流者，多潘立酮（吗丁啉）0.3mg/（kg·次），或西沙必利0.2mg/（kg·次），每天3 ~ 4次。有十二指肠胃食管反流者用药1个月。

（4）胃黏膜保护药：硫糖铝、麦滋林S（marzulene-S），十六角蒙脱石（用法同前）等。

（5）合并HP感染，应进行抗HP治疗：阿莫西林（羟氨苄青霉素）每天50mg/kg，每天3次口服，服2 ~ 4周；甲硝唑片每天25 ~ 50mg/kg，每天3次口服，铋制剂如枸橼酸铋钾（德诺）每天6~8mg/kg，每天2~3次口服，4~6周为1个疗程。三联联合应用效果较佳。

三、护理措施

（1）对于胃痛剧烈的患儿，可口服镇痛药，同时，应静脉输液，补充水分和营养。对于胃出血的患儿，需观察其呕血或黑便的量、性质、次数、颜色及时间，每小时测血压、脉搏、呼吸1次，密切观察尿量、末梢循环、肢体温度、皮肤弹性等。同时，注意必要时要输血，准备好一切急救药品和用物。及时清理血迹，倾倒床旁呕吐物或引流物，避免不良刺激。

（2）注意环境的清洁，空气的新鲜。病情发作时，应让患儿卧床休息。并用转移注意力、做深呼吸等方法来减轻焦虑，缓解疼痛。患儿睡眠时姿势以略弯曲的侧卧，一般以右侧卧位为好，可以减轻心脏负担，同时有利于胃肠道内容物的顺利运行。

（3）避免食用强烈刺激性作用的食物，忌食生冷、硬及酸辣食物。主食可选用软米饭、面包、馒头、包子、馄饨等。值得引起关注的是，浓肉汤、鸡汤、鱼汤等含氮浸出物较高的食物，能强烈刺激胃酸分泌，适于低酸性胃炎患者，而不适于高酸性有胃炎的患者。

第三节　消化性溃疡

消化性溃疡是指发生在胃及十二指肠的溃疡，儿童较成人少见。近年随着诊断技术的进步，如纤维和电子内镜的广泛开展，儿童发病率有明显增加的趋势。本病可见于小儿时期任何年龄段，包括新生儿期。

一、诊断

（一）诊断要点

小儿消化性溃疡病的症状多不典型，诊断比较困难，如遇有下列表现者应考虑本病。

（1）患儿出现反复呕吐，尤其与进食有关时。

（2）反复上腹部痛，特别是夜间及清晨痛而又无寄生虫感染者。

（3）大便隐血阳性者。

（4）有溃疡病家族史且有胃肠道症状者。

（5）原因不明的呕血、便血和胃穿孔者。

（二）临床类型

可分为原发与继发两类。

1.原发性溃疡

年长儿多见，病程多呈慢性经过。

2.继发性溃疡

继发性溃疡又称应激性溃疡或急性溃疡，占婴幼儿溃疡病的80%以上，发病与应激状态及药物相关。其是指机体受到重大伤害时，如严重脑损伤、烧伤、失血性休克或其他严重疾病，胃及十二指肠黏膜发生应激性损害。

应激性溃疡病多见于新生儿及5岁以下的小儿。本病起病急剧，溃疡常系多发，其临床表现为无痛性大量失血。X线检查时见不到慢性炎症或龛影。颅脑损伤后的溃疡常位于胃及十二指肠的远端部位，其他疾病所致的溃疡多见于胃的近端部位。烧伤后引起的溃疡病常位于胃及十二指肠的近端部位。治疗主要采取有力措施进行止血。可用冰生理盐水洗胃止血、输血等。如内科治疗无效者可采用手术治疗结扎血管，并做迷走神经切断及幽门成形术。

二、治疗

（一）治疗原则

治疗目的是促进溃疡的愈合，解除疼痛，防止复发及并发症。治疗原则是有效地中和胃酸或抑制胃酸分泌，降低胃蛋白酶的活性，保护胃十二指肠黏膜，清除幽门螺杆菌及其他不良因素。

（二）治疗计划

（1）诊断明确后，治疗分为抗酸、保护胃黏膜、对症治疗、抗HP治疗四个方面。

（2）治疗措施：

①避免刺激性食物，如酸、辣、生冷、油炸食物。避免应用损伤胃黏膜的药物，如红霉素、阿司匹林、非甾体类抗感染药（NSAID）等。牛奶、豆浆易引起胀气，应少吃。"少吃多餐"过多刺激胃酸和胃蛋白酶的分泌，对溃疡愈合不利。

②对难治性溃疡者，应排除胃泌素瘤、胃癌或合并其他器质性病变，治疗上可改用抗HP四联疗法——质子泵抑制剂＋铋剂＋阿莫西林＋甲硝唑，和（或）联用不同作用环节的抑酸剂：M_1受体阻断剂（如颠茄合剂）＋H_2受体拮抗剂（西咪替丁）＋胃泌素受体阻滞剂（如丙谷胺）。

③手术治疗，有以下情况必须考虑手术治疗：溃疡合并穿孔；难以控制的溃疡大出血或反复出血经药物及内镜治疗不愈者；幽门完全梗阻，经胃肠减压等保守治疗72h仍无改善；慢性难治性疼痛，影响小儿正常的生活、营养和生长发育。

（三）治疗方案的选择

1.抗酸

H_2受体拮抗剂在消化性溃疡的治疗中具有一定作用，但若单用，不再是主要的治疗措施，常作为抗幽门螺杆菌治疗方案中抗分泌药物。每种药物（西咪替丁、雷尼替丁、法莫替丁、尼扎替丁）虽具有不同的效力和半衰期，但都是组织胺H_2受体的竞争性拮抗剂。组织胺在迷走神经和胃泌素刺激的酸分泌中具有重要作用，使得H_2受体拮抗剂能有效抑制基础酸分泌和由食物、迷走神经和胃泌素刺激引起的酸分泌，胃液量和由组织胺引起的胃蛋白酶也相应下降。

H_2受体拮抗剂可被胃肠道很好吸收，其生物利用度为37%～90%，在服药后30～60min可发挥作用，其峰值在1～2h，静脉给药的效应更为迅速，其作用持续时间与剂量成正比，范围为6～20h，可生成几种无活性或活性较小的肝脏代谢物，但大部分以原形经肾脏被清除，用药时应根据肾功能而调节剂量。血液透析可清除H_2受体拮抗剂。西咪替丁具有轻微的抗肾上腺素能作用，表现为可逆性的男性乳房发育。据报道，应用各种H_2拮抗剂可出现神志改变，腹泻、皮疹、药物热、肌痛、血小板减少症、窦性心动过缓及在快速静脉给药后可出现低血压，这可见于少于1%的患者。西咪替丁可与P_{450}微粒体酶相互作用，可延迟其他药物的代谢物（如苯妥英、华法林、茶碱、安定、利多卡因）从该系统的清除，其他H_2拮抗剂的这种作用较西咪替丁为小。

质子泵抑制剂是壁细胞顶端分泌膜上质子泵（酸泵）——H^+/K^+-ATP酶的强抑制剂。它能完全抑制酸分泌，而且作用时间很长。质子泵抑制剂是许多抗幽门螺杆菌治疗方案中的主要成分。在活动性十二指肠溃疡或胃溃疡抗菌治疗结束后，继续口服奥美拉唑每天20mg或兰索拉唑每天30mg，连续2周，可促进溃疡愈合。当非甾体类抗炎药相关的胃溃疡或十二指肠溃疡患者需继续应用非甾体类抗感染药时，质子泵抑制剂对溃疡的愈合作用比H_2受体拮抗剂更有效。

既往曾认为长期应用质子泵抑制剂易形成胃癌，但事实并非如此。同样服用质子泵抑制剂的幽门螺杆菌感染患者可出现胃萎缩，但并不引起化生，也不增加发生胃腺癌的危险性。理论上，长期酸抑制可引起细菌过度生长、肠道感染和维生素B_2吸收障碍，但实际中并未观察到。

2.保护胃黏膜

（1）硫糖铝：硫糖铝是一种蔗糖铝复合物，可促进溃疡愈合，它对酸的分泌量和胃泌素分泌没有影响，其可能作用机制为抑制胃蛋白酶与其底物的相互作用，刺激黏膜前列腺素的合成和结合胆盐。硫糖铝对已发生溃疡的黏膜具有营养作用，这可能与其结合多种生长因子并促进其在溃疡部位集中有关。在胃的酸性环境中，硫糖铝可以分解并在溃疡基底部形成屏障，保护胃黏膜免受酸、胃蛋白酶和胆盐的损害。硫糖铝的全身吸收极少，3%～5%的患者可发生便秘，硫糖铝可与其他药物结合，干扰其吸收。

（2）抗酸药：可缓解症状，促进溃疡愈合和减少复发。它价格相对低廉，但每天需服用5～7次，合理抗酸药方案为餐后1h、3h及临睡前服用。抗酸药有两种。

①可吸收的抗酸药（如碳酸钠）：产生快速、完全的中和作用，偶尔可短期

使用以间歇性缓解症状，但因其可被吸收，持续应用可引起碱中毒。

②不吸收的抗酸药（相对不溶解的弱碱）：由于全身性不良反应较少而常被选用，它可和盐酸相互作用，形成吸收差的盐，提高胃内pH值。当胃内pH值大于4.0时，胃蛋白酶活性下降，胃蛋白酶可被某些制酸药所吸附。制酸药可干扰其他药物（如四环素、地高辛、铁剂）的吸收。氢氧化铝是一种相对安全的常用制酸药。由于铝在胃肠道内可结合磷酸盐，长期应用偶尔可导致磷缺乏，在酒精中毒、营养不良、肾脏疾病，包括正在接受血液透析的患者中，发生磷缺乏的可能性增加。氢氧化铝可引起便秘。氢氧化镁较氢氧化铝的作用更强，但可引起腹泻。为了限制腹泻，许多专利的制酸药中含有氢氧化铝和氢氧化镁，有的则含有氢氧化铝和三硅酸镁，后者中和胃酸的能力较弱。因为少量的镁可被吸收，所以对有肾脏疾病的患者，应慎重使用镁制剂。

（3）前列腺素：某些前列腺素（特别是米索前列醇）可抑制酸分泌和提高黏膜的防御机制。前列腺素衍生物在治疗消化性溃疡病中主要是作用于非甾体类抗炎药诱发的黏膜损伤区域。对非甾体类抗炎药诱发的溃疡高危患者（如过去曾发生过溃疡或溃疡并发症者，同时正在服用皮质激素者），在服用非甾体类抗炎药的同时，推荐口服米索前列醇200μg，推荐口服米索前列醇，儿童剂量每次4μg/kg，每日3次。米索前列醇的常见不良反应是腹部痉挛和腹泻，可见于30%的患者。

3.抗HP治疗

过去对胃和十二指肠溃疡的治疗集中于中和或降低胃液酸度，而现已转向根除幽门螺杆菌。对伴有急性溃疡的所有幽门螺杆菌感染的患者和过去经内镜或钡剂检查诊断为胃溃疡或十二指肠溃疡的患者，即使无症状或正在进行长期的抗酸治疗，也应考虑进行抗菌治疗，因为根除幽门螺杆菌可预防远期并发症，尤其对既往有并发症（如出血、穿孔）的患者，就更为重要。对幽门螺杆菌的抗菌治疗是不断发展的，因为没有一种抗生素能够治疗绝大多数的幽门螺杆菌感染，故不主张单一用药。最初推荐以铋剂为基础的三联疗法，现在受到其他疗法的挑战。不管应用何种疗法，抗生素的耐药性、医师的建议及患者的依从性是决定治疗成功的关键。

抗幽门螺杆菌治疗方案中，铋剂、甲硝唑和四环素联用治疗幽门螺杆菌感染是第一种也是最常应用的治疗方案之一，连用2周可治愈80%的患者。现多推荐同时给予抗酸分泌的药物，连续4周，以促进溃疡愈合。质子泵抑制剂可抑制幽门螺杆菌感染，并可使溃疡快速愈合。由质子泵抑制剂引起的胃内pH值升高可提高组织抗生素的浓度和效力，并可创造不利于幽门螺杆菌感染生存的环境。持续2周应用奥美拉唑和克拉霉素的两联疗法根除率约为80%。有结果提示奥美拉唑或兰索拉唑加用两种抗生素的三联疗法连用7～14天是一种疗效高的方案，可治愈约90%的患者。以质子泵抑制剂为基础的三联疗法的主要优点在于治疗周期短，每天只需2次给药，有极好的耐受性和非常高的根除率，但价格较昂贵。

4.对症治疗和辅助治疗

腹胀、呕吐或胆汁反流者加用多潘立酮每次0.3～0.5mg/kg，每天3次；西沙必利（新络纳或加斯清）每次0.1～0.2mg/kg，每天3次；铝碳酸镁（胃达喜）每次10mg/kg，每天3次。胃剧痛时，可加服胃舒平1～2片，每天3次，餐前服；或加服抗胆碱能药物如溴化丙胺太林（普鲁本辛），每天1～2mg/kg，分3次口服。由于普鲁本辛减慢胃排空，而多潘立酮作为胃动力药能促进胃排空及增加食管的蠕动，故两者不能同时使用。

尚无证据表明改变膳食能促进溃疡愈合或防止复发，因此许多医师推荐只要剔除饮食中能引起患者不适的食物（如果汁、香料和脂肪食物）即可。牛奶曾作为治疗的主要食物，但不能促进溃疡愈合，实际上，它可促进胃酸分泌。

三、护理措施

（一）病情观察

小儿消化性溃疡在临床护理工作中需注意患儿生命体征的观察，对于患儿的体温、血压、脉搏、呼吸频率以及每日出入量都应详细地测量与记录。护理人员还应注意观察患儿的脸色以及口唇颜色、大便颜色和量。一旦发现患儿出现任何程度的呼吸急促、面色苍白等现象时，则表示可能为活动性出血，此时要立刻将情况报告给值班医师，采取有效的措施来进行治疗或抢救。

（二）治疗护理

在医师对消化性溃疡患儿进行治疗的过程中，护理人员要进行有效的护理，避免并发症的出现。对于出现呕吐或呕血的患儿，要轻扶其头部至某一侧，帮助其将呕吐物或血块吐出，避免呼吸道堵塞造成危险，在呕吐完后要按照医嘱给予患儿止血药物。对于消化道溃疡引发的出血量比较大的患儿要建立静脉通道补液，维持体内血容量。

（三）心理安抚与干预

小儿消化性溃疡发病迅速，病情危急，且给患儿带来的腹部疼痛较为严重，患儿自身及其家长都会表现出紧张、焦虑、害怕的情绪。此时护理人员要对患儿进行态度温和、语言通俗易懂的安抚，保证患儿不会在过度紧张与消极的情绪下发生生理功能紊乱。家长的情绪对于患儿的病情有十分重要的影响，所以在对患儿进行安慰的同时也需对其家长进行心理干预，鼓励其保持乐观和积极的态度，配合医师和护士的治疗，增加自己孩子可以战胜病魔的决心和信心。

（四）生活护理

患儿在接受治疗后，护理人员应和其家长一起配合照顾患儿，保持其绝对的卧床休息，注意周围医疗环境的安静和舒适。在此期间要禁止饮食，此时患儿和家长有任何的疑惑要给予其详细的解答，告知其禁食是为了使发生溃疡的胃肠道充分休养，促进胃肠道黏膜的修复。当消化道溃疡致出血的患儿得到成功止血后，可以给予其温热流质食物，当不再出血后，护理人员可以建议家长准备一些日常饮食，但需要注意的是切忌辛辣、生冷、粗糙的食物，避免对胃肠道进行更剧烈的刺激导致溃疡加重或者是再次出血。

第六章 小儿神经系统疾病的诊疗与护理实施

第一节 细菌性脑膜炎

细菌性脑膜炎是指各种化脓性细菌侵入中枢神经系统引起脑实质、被膜或血管的炎性疾病，又称化脓性脑膜炎。临床以急性发热、惊厥、意识障碍、颅内压增高和脑膜刺激征以及脑脊液化脓性改变为特征。脑膜炎奈瑟菌引起的化脓性脑膜炎又称为流行性脑脊髓膜炎，简称流脑。发病多在冬春季，2~4月为流行高峰，是一种法定的急性呼吸道传染病。

一、临床表现

不同细菌所致化脓性脑膜炎的临床表现基本相似：急性起病，有感染、颅内压增高及脑膜刺激症状。主要临床表现为发热、颈项强直、意识改变和惊厥，其他为头痛、局部麻痹、脑神经麻痹和视盘水肿。

（一）起病方式

1.急骤起病

多见于脑膜炎双球菌（流行性脑脊髓膜炎）的暴发型，起病突然，迅速出现进行性休克、皮肤出血点或淤斑、弥散性血管内凝血及中枢神经系统功能障碍。

2.急性起病

见于多数化脓性脑膜炎病例，发病前数日常有上呼吸道感染或胃肠道症状。

（二）全身感染中毒症状

全身感染或菌血症可使患儿突起高热、头痛、精神萎靡、疲乏无力、关节酸痛、皮肤出血点、淤斑或充血性皮疹等。新生儿反应低下，有拒食、呕吐、吸吮力差、哭声微弱、黄疸、发绀、呼吸不规则、体温异常等类似败血症表现。小婴儿常表现为拒食、嗜睡、易激惹、烦躁哭闹、目光呆滞、喂养困难等。

（三）脑膜刺激征

化脓性脑膜炎的特征性体征是脑膜刺激征，是由于颈和腰骶神经根受炎性刺激引起相应肌群的反射性痉挛所致。表现为颈项强直、Kernig征和Brudzinski征阳性。新生儿颈肌发育差，颈项强直较少出现。婴幼儿由于前囟尚未闭合，骨缝可以裂开，脑膜刺激症状出现较晚。

（四）颅内压增高

新生儿和小婴儿呕吐、前囟隆起或饱满等颅内压增高表现出现较晚或不明显，前囟紧张饱满是晚期表现，失水时前囟平也提示颅内压增高，颅缝可进行性增宽。年长儿常早期出现头痛、喷射性呕吐、血压增高、心动过缓、意识障碍、惊厥等颅内高压表现，严重者可发生颞叶沟回疝或枕骨大孔疝。

（五）局限性神经系统表现

1.意识障碍

颅内压增高、脑实质病变或低血压均可引起嗜睡、意识模糊、昏迷等意识改变，并可出现烦躁不安、激惹、迟钝等精神症状。

2.眼部异常

两眼无神，双目发呆，凝视远方，眼球可向上翻或向下呈落日状，可有眼球震颤和斜视，瞳孔对光反射迟钝或大小不等。

3.惊厥

20%～30%的患儿可出现全身性惊厥或部分性惊厥，以B型流感嗜血杆菌及肺炎链球菌多见。新生儿可仅表现为眼睑抽动或面肌抽动如吸吮状，也可阵发性面色改变，呼吸暂停。

4.脑神经麻痹

部分患儿可出现Ⅱ、Ⅲ、Ⅵ、Ⅶ、Ⅷ脑神经受累、肢体瘫痪或感觉异常症状，多由血管闭塞引起。

二、诊断

（一）诊断依据

1.病史

对早产儿、胎膜早破、产程延长、脑脊膜膨出、颅骨裂、脊柱裂和皮肤窦道的新生儿应警惕化脓性脑膜炎的发生；前驱病史包括上呼吸道感染、肺炎、中耳炎、乳突炎、骨髓炎、蜂窝织炎、败血症、头颅创伤等；婴幼儿初次高热伴惊厥而不能用热性惊厥解释者，需警惕化脓性脑膜炎。

2.临床表现

化脓性脑膜炎的主要临床表现为发热、颈项强直、意识改变和惊厥，其发生率分别为96%，55%，94%和12%；其他临床表现为头痛、局部麻痹（0~10%）、脑神经麻痹（0~10%）、视盘水肿（0~5%）。婴幼儿症状隐蔽，可仅有发热、激惹、嗜睡和喂养困难，出现呼吸暂停、皮疹、惊厥和前囟紧张。前囟紧张的发生率为50%~70%。

3.脑脊液检查

脑脊液异常改变是诊断本病的金标准，除非有禁忌证，拟诊患儿均应行腰椎穿刺。国外多主张对任何怀疑为败血症的患儿常规作脑脊液检查。典型的化脓性脑膜炎脑脊液细胞数明显升高，当白细胞计数超过50000×10^6/L时，应考虑脑脓肿破裂的可能。取脑脊液时，穿刺外伤常致脑脊液细胞数增多，给诊断带来一定困难。应对其校正，常用方法：当脑脊液存有700×10^6/L红细胞，则需从白细胞总数中减去1×10^6/L白细胞。未经治疗的早期（<2天）化脓性脑膜炎脑脊液中几乎均为中性粒细胞（>0.90），可见杆状核细胞或分叶核粒细胞，甚至可见中毒颗粒。疾病进一步发展时，脑脊液以单核细胞增高。约10%化脓性脑膜炎患儿脑脊液以淋巴细胞为主，在新生儿中革兰阴性杆菌脑膜炎及李斯特菌脑膜炎较常见。病毒感染，尤其是肠道病毒感染，最初即可在脑脊液内出现中性粒细胞为主的反应，且这种反应持续整个病程。化脓性脑膜炎患儿脑脊液蛋白定量大于

500mg/L，但很少大于5000mg/L。含血的脑脊液蛋白水平也有增高，脑脊液中每存有（700～1000）×10^6/L红细胞，则需从蛋白水平中减去10mg/L的蛋白。脑膜炎奈瑟菌脑膜炎应用抗生素2小时，肺炎链球菌脑膜炎应用抗生素4天，脑脊液培养细菌即为阴性。分子生物学检测诊断的敏感性和特异性均明显高于脑脊液培养，可为化脓性脑膜炎的诊断提供更为可靠的依据。

4.影像学检查

颅脑CT或MRI检查用于化脓性脑膜炎的目的不是直接提供诊断性证据，其价值是在疾病早期用于鉴别诊断，疾病后期特别是出现视盘水肿和神经局限性体征等并发症时协助确定原因。早期CT和MRI扫描可为阴性。病情发展后，可显示基底池、大脑纵裂和脉络膜丛密度或信号增高。并发脑炎时，脑实质内出现局限性或弥散性低密度或异常信号。还可见脑积水、弥散性脑水肿、静脉窦血栓形成、硬膜下积液或积脓、脑脓肿等病变。

（二）不同病原菌脑膜炎的特点

1.肺炎链球菌脑膜炎

肺炎链球菌脑膜炎为常见的化脓性脑膜炎，常继发于肺炎、中耳炎、乳突炎、鼻窦炎或颅脑外伤，全年均可发生，多见于寒冷干燥的冬春季，好发于2岁以下婴幼儿，男多于女。致病物质为荚膜、溶血素O、脂磷壁酸和神经氨酸酶，细菌感染脑膜后，导致大量纤维蛋白和炎性细胞浸润或脓性渗出物呈帽状覆盖于大脑半球表面，脑底部脓性渗出物也很多。渗出物含大量纤维蛋白，易造成粘连，导致后颅窝脑神经损害和脑脊液循环障碍，常并发硬膜下积液、脑脓肿、脑室阻塞、脑室扩大、脑积水等，出现高热、极度烦躁不安、剧烈头痛、喷射性呕吐、意识障碍、惊厥、颈项强直等全身中毒症状和脑膜刺激征，病情大多危重。

本病有复发倾向，且易残留神经系统后遗症。复发的频度与病情程度、治疗是否及时与彻底、有无先天缺损和后天损伤等有密切关系。此外，肺炎链球菌脑膜炎的脑脊液极度黏稠，易形成粘连及脓性包裹，影响药物的疗效而引起复发。

2.流感嗜血杆菌脑膜炎

B型流感嗜血杆菌（Hib）的毒性在流感嗜血杆菌的亚型中最强，主要感染幼儿和老年人，引起多器官、组织的侵袭性感染，其中占第一位而且危害最大的是脑膜炎。Hib疫苗研制和推广应用之前，50%以上的Hib感染患儿主要表现为脑膜炎，同时居细菌性脑膜炎的首位。Hib通过血液进入脑膜，炎症病变常侵入蛛网膜下隙内的脑神经，导致展神经、听神经、面神经、舌咽神经和舌下神经受损。病程早期软脑膜及大脑浅表血管充血、扩张；炎症细胞浸润血管壁，引起血管内血栓形成，室管膜充血，并有脓性渗出物覆盖，脑实质水肿。

起病较其他化脓性脑膜炎缓慢，病程初期可有呼吸道症状，经数天至1～2周后出现脑膜炎症状，大多数患儿有发热、呕吐、嗜睡、易激惹、颈项强直、惊厥及前囟膨隆等，少数有昏迷、休克，罕见皮肤、黏膜出血点。并发症有硬膜下积液、脑积水、脑脓肿等。

3.脑膜炎奈瑟菌脑膜炎

脑膜炎奈瑟菌为革兰阴性双球菌，与呼吸道黏膜和内皮细胞表面的特异性受体相结合，经血流播散到脑膜引起流行性脑脊髓膜炎（简称流脑）。本病全年均可发病，以冬春季节较多。临床表现复杂多变，病情轻重不一，一般分为普通型、暴发型和轻型。普通型分前驱期、败血症期、脑膜脑炎期和恢复期；暴发型又分为败血症休克型、脑膜脑炎型和混合型，通常起病急骤，病情凶险，发展迅猛，如不及时抢救，常在24小时内危及生命，病死率高。

婴幼儿流脑的临床表现常不典型，可有突然高热、咳嗽、拒乳、呕吐、腹泻、嗜睡、两眼凝视、烦躁不安、惊叫、惊厥、囟门紧张、饱满或膨隆等症状，而脑膜刺激征不明显。

4.葡萄球菌脑膜炎

葡萄球菌是最常见的化脓性球菌，其中金黄色葡萄球菌（简称金葡菌）多为致病菌，表皮葡萄球菌偶尔致病，腐生葡萄球菌一般不致病。金葡菌可产生多种毒素和酶致病。

（1）血浆凝固酶：凝固酶作用类似凝血酶原物质，使液态的纤维蛋白原变成固态的纤维蛋白，从而使血浆凝固；使血液或血浆中的纤维蛋白沉积于菌体表面，阻碍吞噬细胞的吞噬，也能保护病菌不受血清中杀菌物质的作用，感染易于局限化和形成血栓。

（2）葡萄球菌溶血素：对人类致病的主要是α溶血素，α溶血素是一种外毒素和"攻击因子"，具有良好的抗原性，能引起小血管收缩、局部缺血和坏死。

（3）杀白细胞素：能杀死人和兔的多核粒细胞和巨噬细胞。

（4）肠毒素：葡萄球菌肠毒素分A、B、C1、C2、C3、D、E7个血清型，肠毒素可引起急性胃肠炎。

（5）表皮溶解毒素：由噬菌体Ⅱ型金葡菌产生的一种蛋白质，主要发生于新生儿和婴幼儿，引起烫伤样皮肤综合征。

（6）毒性休克综合征毒素1（TSST1）：毒性休克综合征毒素1是噬菌体Ⅰ群金葡菌产生的毒素，可引起发热，增加对内毒素的敏感性，增强毛细血管通透性，导致休克。本病多继发于头颅、面部感染及外伤等，如面部疖肿、中耳炎、乳突炎等所致海绵窦感染；或因颅脑外伤、手术、脐部等感染金葡菌引起败血症及心内膜炎所致。

临床表现为全身感染中毒症状明显，高热，可伴畏寒、寒战、关节痛、肝脾大，可见猩红热样皮疹、全身性小脓疱疹、肺脓肿、脓胸和肝脓肿等。神经系统症状以头痛最突出，伴有呕吐、项背痛、惊厥、意识障碍、精神异常，脑膜刺激征阳性，可出现单瘫、偏瘫、失语、脑神经麻痹，甚至脑疝。一般脑脊液培养阳性率高，确诊有赖于脑脊液培养出金葡菌。本病病死率高，可达50%。

5.大肠埃希菌脑膜炎

大肠埃希菌为革兰阴性短杆菌，周身鞭毛，能运动，无芽孢，致病物质为定居因子，即菌毛和肠毒素，此外胞壁脂多糖的类脂A具有毒性，O特异多糖有抵抗宿主防御屏障的作用，K抗原有吞噬作用。大肠埃希菌脑膜炎可导致颅内静脉炎、静脉窦血栓形成或急性脑水肿。患儿多有胎膜早破、产程延长、难产、低出生体重、先天性解剖缺损等病史，新生儿缺乏对大肠埃希菌的先天免疫力，胃肠道黏膜通透性强，血脑屏障差，因而易患大肠埃希菌败血症和脑膜炎。临床表现与其他细菌性脑膜炎相似，只能靠脑脊液细菌培养确诊。本病极易并发脑室管膜炎，预后很差，常遗留神经系统后遗症。

6.铜绿假单胞菌脑膜炎

铜绿假单胞菌为条件致病菌，产生多种与毒力有关的物质，如内毒素、外毒素a、弹性蛋白酶、胶原酶、胰肽酶等，是院内感染的主要病原菌之一。患代谢性疾病、血液病、恶性肿瘤，以及术后或化疗、免疫抑制剂治疗后的患儿易感染本菌。铜绿假单胞菌感染可发生在人体任何部位和组织，引起术后伤口感染、脓肿、化脓性中耳炎、心内膜炎、胃肠炎、脓胸、败血症和脑膜炎等。

本病与其他化脓性脑膜炎表现相似，多有败血症、休克、颅内高压、脑膜刺激征等，感染性休克和昏迷发生率高。本病多继发于某些基础疾病，如颅脑外伤、腰穿、脑室穿刺、化脓性中耳炎、乳突炎、大面积烧（烫）伤和机体免疫功能低下时。脑脊液的草绿色外观为本病的特征性改变，有鉴别诊断的价值。

7.李斯特菌脑膜炎

李斯特菌脑膜炎是由单核细胞增多性李斯特菌引起的化脓性脑膜炎。李斯特菌属是一类较小的球菌样的革兰阳性无芽孢兼性厌氧杆菌，有7个菌株，其中单核细胞增多性李斯特菌是唯一能引起人类疾病的细胞内寄生菌，不产生内毒素，可产生一种溶血性的外毒素。该菌为社区获得性脑膜脑炎病原菌的第3位，常见致病菌的第5位，发病高峰为夏季，易感者为新生儿、孕妇、免疫功能缺陷者，该菌通过眼及破损皮肤、黏膜进入人体，孕妇感染后通过胎盘或产道感染胎儿或新生儿。

儿童感染主要表现为脑膜炎和败血症，新生儿早期常为败血症，后期为播散性内脏肉芽肿、脓肿形成、颈部淋巴结炎，表现为高热、呕吐、腹泻、呼吸窘迫、发绀、抽搐、肝脾大、躯干及肢端皮肤红丘疹和化脓性结膜炎，严重者出现呼吸或循环衰竭，病死率高。本病无特异临床表现，对于孕期发热的新生儿败血症、脑膜炎，或有血液系统肿瘤、艾滋病、器官移植、使用皮质激素的患儿应怀疑李斯特菌感染。确诊主要依据血液培养、脑脊液涂片和培养等病原学检查。

（三）不同年龄儿童化脓性脑膜炎的特点

1.新生儿

新生儿免疫力低下，血脑屏障不健全，化脓性脑膜炎多由大肠埃希菌等血流感染所致。由于前囟、颅缝未闭，神经髓鞘发育不完善，多数患儿仅表现体温不稳定、拒乳、少动、哭声微弱等症状，而颅内压增高、神经系统定位体征及脑膜刺激征等神经系统受累表现很少。

2.婴儿期

婴儿是化脓性脑膜炎的高发年龄阶段。抽搐和前囟膨隆是最为突出的症状和体征，并发症出现率高。婴儿化脓性脑膜炎致病菌革兰阴性杆菌明显减少，而以革兰阳性球菌，即凝固酶阴性葡萄球菌和肺炎链球菌为主，国外报道流感嗜血杆菌是婴儿期化脓性脑膜炎最主要的致病菌。

3.幼儿期

幼儿化脓性脑膜炎出现抽搐逐渐减少，而脑膜刺激征逐渐明显，临床特点介于婴儿期和儿童期之间，主要致病菌为脑膜炎奈瑟菌、肺炎链球菌。特别在冬、春季节对发热的幼儿要重视出血性皮疹、淤斑及脑膜刺激征的检查，避免漏诊与延误治疗。

4.儿童期

儿童期化脓性脑膜炎好发于夏秋季，起病急骤，感染中毒症状重，大部分患儿头痛、呕吐，颅内压增高和脑膜刺激征表现突出，少数重症患儿有抽搐、昏迷发生。儿童期致病菌以肺炎链球菌占绝对优势，其次为凝固酶阴性葡萄球菌，并发症和后遗症较少。但是这一时期突出特点是伴发身体解剖结构的缺陷所致脑脊液漏或外科手术后患儿明显增多，致病菌可直接进入颅内，并可反复感染，注意有无脑脊液耳漏、鼻漏及皮肤窦道等，防止再发颅内感染。

（四）再燃、复发与再发

1.再燃、复发

化脓性脑膜炎在用抗生素治疗期间，脑脊液培养已转阴，后又转阳者称再燃；若已停用抗生素，在3周内细菌培养又为阳性，且与原有细菌一致者称复发。再燃、复发与诊治不当有关，如延误诊断、未及时治疗、用药量不足，疗程不够，未发现颅内存在化脓病灶（如硬膜下积脓、脑室管膜炎、脑脓肿）等。

2.再发

化脓性脑膜炎患儿完成疗程、临床痊愈，间隔一定时间后再次发生化脓性脑膜炎时称再发，其病原菌可与原有细菌相同，也可不同。再发的原因与先天畸形、后天损伤和免疫功能缺陷有关。

（1）脑脊液鼻漏：脑脊液鼻漏分额窦和蝶窦后组筛窦漏，由于先天颅底骨发育缺陷或头面部外伤及手术损伤等，使脑脊液与外界相通致病原侵入造成反复化脓性脑膜炎。

（2）脑脊液耳漏：患儿均伴内耳畸形，内耳畸形主要分骨迷路畸形（Michel型）和膜迷路畸形（Mondini 型），Michel 型是内耳发育畸形中最严重的一种，内耳完全未发育，某些颞骨岩部也未发育。Mondini 型耳蜗底周已发育，但第2周及底周发育不全，耳蜗水管及内淋巴管前庭池可合并畸形，半规管阙如或大小不一，以及两窗畸形，脑脊液经内耳畸形漏入中耳与外界相通。

（3）潜毛窦：潜毛窦是开口于中线皮肤的外胚层管道，蛛网膜下隙与皮肤有异常窦道相通，发生机制与胚胎早期变异有关。可位于腰骶部，也可位于顶枕部。

（4）再发性化脓性脑膜炎的诊断标准：①化脓性脑膜炎的临床及脑脊液改变；②首次或前次发病时经过足量全程抗生素治疗，临床和脑脊液达到治愈标准；③再次发病距离前次临床治愈相隔时间为3周以上；④已经排除化脓性脑膜炎治疗中和治疗后的复发。

三、治疗

经脑脊液检查初步确诊后，尽早、足量、足疗程使用抗生素，以杀菌药物为佳，保证药物在脑脊液中达到有效浓度，并根据病情按计划完成全部疗程，不可减少药物剂量与改变给药方法。治疗方案还包括并发症的治疗，重点在患儿的液体管理、电解质平衡、血管活性药物的使用、呼吸支持和控制惊厥发作。充分氧合、预防低血糖，有效止惊治疗，控制颅内高压及预防脑血流急剧波动是化脓性脑膜炎综合救治中的重要手段。始终不能明确病原菌者，多由于诊断未明时曾不恰当使用抗生素所致。

（一）抗生素治疗

1.抗生素治疗的时机

目前，国外均主张早期在急诊室怀疑为化脓性脑膜炎时即开始抗生素治疗，在评估患儿的生命体征和意识状态后立即送检血白细胞计数、C-反应蛋白，留取脑脊液标本，有条件的地区送检PCT，并留取双份血标本行细菌培养后即立即根据经验在入急诊室60分钟内，最晚不超过3～5小时，即对怀疑化脓性脑膜炎患儿早期选用有效的抗生素治疗，病原明确后根据药敏结果调整抗菌药物。

2.抗生素的选择

（1）抗生素的选择原则：①药物覆盖的有效抗菌谱；②药物在脑脊液中能达到有效杀菌浓度；③细菌对该药物的敏感性；④毒性相对较低。在致病菌未明确前，在临床上怀疑为化脓性脑膜炎时即应尽早根据"经验"及当地细菌的耐药情况使用抗生素治疗。

（2）经验性选择：病原菌未明时，应根据所处地区、季节及患儿年龄估计化脓性脑膜炎的病原菌，尽可能选用敏感的抗生素。由于中枢神经系统为人体免疫功能的薄弱区域，缺少淋巴系统，体液和细胞免疫功能显著低下，缺乏特异性抗体，因此在选用抗菌药物时应采用杀菌剂。对于大多数化脓性脑膜炎，广谱头孢菌素（头孢噻肟和头孢曲松）是3个月以上患儿最合适的经验性选择。头孢菌素抗菌谱包括脑膜炎奈瑟菌、肺炎链球菌和流感嗜血杆菌，且有良好的血脑屏障渗透性。3个月以下的婴儿可加用氨苄西林，以覆盖单核细胞增多性李斯特菌。中华医学会临床诊疗指南推荐病因未明的儿童化脓性脑膜炎先用青霉素联合氯霉素或氨苄西林，无效可改用头孢噻肟或头孢曲松。疑似和确诊细菌性脑膜炎患儿推荐抗菌治疗见表6-1、表6-2、表6-3。

表6-1　新生儿疑似和确诊脑膜炎推荐抗菌治疗

病原菌	推荐药物	次选药物
不明	头孢呋辛	头孢噻肟加耐酶青霉素（铜绿假单胞菌不能排除时，加头孢他啶）
大肠埃希菌	氨苄西林	耐氨苄西林者选头孢噻肟
肺炎链球菌	氨苄西林	头孢曲松，头孢噻肟，万古霉素，美罗培南
B族链球菌	氨苄西林	青霉素
葡萄球菌	耐酶青霉素或万古霉素	头孢呋辛，敏感菌可选用氨苄西林
铜绿假单胞菌	头孢他啶	头孢哌酮
流感嗜血杆菌	头孢曲松	氨苄西林
李斯特菌	氨苄西林＋头孢他啶	头孢曲松，头孢噻肟，万古霉素，美罗培南
肠球菌	氨苄西林	头孢曲松，头孢噻肟，万古霉素，美罗培南
奇异变形杆菌	氨苄西林	耐氨苄西林者选头孢噻肟

表6-2　大于1个月的婴儿疑似和确诊脑膜炎推荐抗菌治疗

细菌种类	最低抑菌浓度	推荐治疗	可替代治疗
肺炎链球菌（培养阳性）	青霉素敏感：≤0.06μg/mL	青霉素G或氨苄青霉素	头孢噻肟，头孢曲松
	青霉素耐药：≥0.12μg/mL，头孢曲松或头孢噻肟敏感：≤0.5g/mL	头孢曲松或头孢噻肟	美罗培南
	青霉素耐药：≥0.12μg/mL，头孢曲松或者头孢噻肟中度或完全耐药：≥1.0μg/mL	头孢曲松或头孢噻肟以及万古霉素，万古霉素需咨询感染疾病专家	美罗培南
脑膜炎奈瑟菌	青霉素敏感：<0.06μg/mL	青霉素G或氨苄青霉素	头孢曲松或头孢噻肟
	青霉素耐药：≥0.12μg/mL	头孢噻肟或头孢曲松	
流感嗜血杆菌	氨苄西林敏感≤2μg/mL；氨苄西林耐药≥128μg/mL	氨苄西林	头孢噻肟或头孢曲松
无乳链球菌	青霉素敏感：≤0.06μg/mL	青霉素G或氨苄青霉素；前5~7天添加庆大霉素，或直至脑脊液确认无菌	
其他生物	青霉素耐药：≥0.12μg/mL，头孢曲松或头孢噻肟敏感：≤0.5g/mL	咨询感染疾病专家	

表6-3　疑似和确诊细菌性脑膜炎抗菌治疗推荐剂量

抗菌药物	剂量	途径
头孢曲松	100mg/（kg·d），q12h。最大剂量为4g/d	静脉，可肌内注射
头孢噻肟	300mg/（kg·d），q6h。最大剂量为8~12g/d	静脉
万古霉素	60mg/（kg·d），q6h，以达到浓度为10~15mg/L	静脉
青霉素G	30万~40万U/（kg·d），q4h~q6h。最大剂量2400万U/d	静脉
氨苄西林	300mg/（kg·d），q4h~q6h。最大剂量为12g/d	静脉
美罗培南	120mg/（kg·d），q6h~q8h。最大剂量为6g/d	静脉

（3）病原菌明确的选择：应参照细菌药物敏感试验结果选用抗生素。革兰阴性杆菌脑膜炎治疗选择头孢噻肟或头孢曲松，氨基糖苷类有时可作为添加剂，但不能单独应用，因为氨基糖苷类对革兰阴性杆菌不可能达到最小抑菌质量浓度（MIC），并且不能有效根除病原菌。肺炎链球菌脑膜炎应选用头孢曲松或头孢噻肟，如果对β内酰胺酶类抗生素过敏，可选用万古霉素联合氯霉素治疗，万古霉素对耐青霉素的肺炎链球菌有较好的敏感性。氯霉素虽为抑菌剂，但脂溶性强、脑膜渗透好，高质量浓度时对流感嗜血杆菌、肺炎链球菌和脑膜炎奈瑟菌具有杀菌作用；但对大肠埃希菌、肺炎杆菌等多数革兰阴性杆菌仅能起抑菌作用，故不宜单独用氯霉素治疗革兰阴性杆菌脑膜炎。

（4）复杂病例：如免疫功能低下患儿，或近期头部外伤或神经外科手术及脑脊液分流的患儿，应予抗革兰阴性菌和革兰阳性菌的广谱抗生素，如万古霉素联合头孢他啶。

3.给药方法

（1）静脉给药：根据药敏或临床表现，选择易通过血脑屏障的抗生素，将每日总量分3~4次静脉给药，每次量可在1~2小时左右滴注完毕，使药物浓度在血循环中形成几次高峰值，有利进入脑脊液。大剂量青霉素（1000万U/d）静脉高浓度滴入可致抽搐，为青霉素的神经毒性反应，又称青霉素脑病。青霉素在脑脊液中浓度8~10U/mL即可出现毒性反应。

（2）鞘内注射：庆大霉素、丁胺卡那霉素等不易穿过血脑屏障，可考虑鞘内注射。根据抗生素在脑脊液中存留时间，每日或隔日注射一次，连用3~5次，至脑脊液转清亮，细胞数明显下降，细菌消失。对葡萄球菌或少见细菌所致化脓性脑膜炎，可延长鞘内注射时间，甚至连用7~10次。进行鞘内注射时，药物必须稀释至一定浓度，可用抽出的脑脊液或生理盐水稀释，鞘内注射药物参考表6-4。

表6-4　鞘内注射药物参考表

抗菌药物	剂量（次）	适应证
苯唑西林	50mg	葡萄球菌脑膜炎
庆大霉素	1000~3000IU	大肠埃希菌、铜绿假单胞菌脑膜炎
丁胺卡那	5~20mg	大肠埃希菌、铜绿假单胞菌、变形杆菌、产气杆菌、肺炎杆菌、金黄色葡萄球菌脑膜炎

抗菌药物	剂量（次）	适应证
羧苄西林	10～40mg	铜绿假单胞菌脑膜炎
青霉素	5000～20000IU	肺炎链球菌、链球菌脑室膜炎（脑室内注药）
氨苄西林	50～100mg	流感嗜血杆菌、大肠埃希菌脑室膜炎（脑室内注药）
杆菌肽	500～3000U	金黄色葡萄球菌脑膜炎
多黏菌素B	10000～30000U	大肠埃希菌脑膜炎

（3）脑室内注药：由于血脑屏障的存在及脑脊液单向循环，并发脑室膜炎时，静脉及鞘内注射药物很难进入脑室，其中的抗生素浓度也不易达到最小抑菌浓度的50倍。有学者主张脑室内注药以提高疗效，对颅内压明显增高及脑积水患儿采用侧脑室穿刺注药，同时还可做控制性脑脊液引流减压。尚无资料提供脑室内注射抗菌药物的确切剂量，疑似和确诊细菌性脑膜炎患儿脑室内注药推荐剂量见表6-5。

表6-5　疑似和确诊细菌性脑膜炎脑室内注药推荐剂量

抗菌药物	每日用量（mg）	备注
万古霉素	5～20	大多数研究应用10mg或20mg
庆大霉素	1～8	一般婴幼儿日剂量1～2mg，成人4～8mg
妥布霉素	5～20	
阿米卡星	5～50	常用日剂量为30mg
多黏菌素B	5	幼儿每日2mg
多黏菌素E	10	
奎奴普丁/达福普汀	2～5	
替考拉宁	5～40	一项研究中每48～72小时给药5～10mg

4.抗生素疗程

（1）国内推荐：疗程因病原菌不同而异。革兰阴性杆菌至少3周，革兰阳性球菌至少2周。无并发症的肺炎链球菌脑膜炎治疗时间为10～14天，B组流感嗜血杆菌脑膜炎为7~10天，脑膜炎奈瑟菌脑膜炎为5~7天，B组链球菌脑膜炎的推荐治疗时间为14~21天，金黄色葡萄球菌、耐药的肺炎链球菌及肠道革兰阴性杆菌所致的脑膜炎疗程宜3周以上。

（2）国外指南：美国儿科学会2006年化脓性脑膜炎治疗指南提出脑膜炎奈瑟球菌性脑膜炎抗生素治疗5~7天，流感嗜血杆菌性脑膜炎疗程不少于10天，肺炎链球菌性脑膜炎疗程10天，无乳链球菌性脑膜炎疗程不少于14天，革兰阴性肠杆菌性脑膜炎推荐治疗14~21天。欧洲2008年的化脓性脑膜炎治疗指南提出未明确致病菌的化脓性脑膜炎抗生素治疗10~14天，脑膜炎奈瑟菌性脑膜炎治疗5~7天，流感嗜血杆菌性脑膜炎疗程7~14天，肺炎链球菌性脑膜炎疗程10~14天，李斯特菌性脑膜炎疗程21天，需氧革兰阴性杆菌及假单胞菌性脑膜炎推荐治疗21~28天。

（3）停药指征：①完成疗程时症状消失、退热1周以上，急性期临床症状消失；②脑脊液白细胞数低于$20 \times 10^6/L$，且均为单核细胞；③脑脊液蛋白及糖含量恢复正常（葡萄糖高于1.8mmol/L，蛋白低于0.87g/L）。中华医学会临床诊疗指南推荐停用抗生素的指征是在临床症状消失、脑脊液恢复正常后按不同致病菌继续用药5~7日。但有观点认为，病程后期细菌已经清除，脑脊液中葡萄糖和蛋白的异常已经不能反映感染的严重程度，继续使用抗生素治疗的意义不大。

（二）抗感染治疗

近年来，在化脓性脑膜炎患儿中使用糖皮质激素治疗备受争议。过去认为糖皮质激素可以降低血管通透性，减轻脑水肿和颅高压，增加患者的耐受性，降低脑内多种炎症递质如PGE_2、$TNF-\alpha$、IL-1的浓度，减轻其继发性损伤，可减少脑积水、脑神经麻痹等后遗症。近年来，有学者认为糖皮质激素会加重糖代谢紊乱，增加病死率。

抗生素使用后，细菌破坏或溶解后释放的炎症因子导致脑膜炎症状一过性加重，进而导致脑脊液循环通路梗阻及听力障碍等后遗症的发生。糖皮质激素可以抑制$TNF-\alpha$和IL-1合成及降低其活性，从而减轻脑水肿，降低颅内压，增加脑血流和改善脑代谢。在抗生素治疗开始前或同时予地塞米松对B型流感嗜血杆菌脑膜炎疗效肯定，对肺炎链球菌脑膜炎可能有效。欧洲和美国儿科学会指南推荐6周以内的患儿在抗生素使用之前15~30分钟或同时给予地塞米松，0.4~

0.6mg/（kg·d），分3～4次静脉注射，连用4天。

（三）对症支持治疗

1.控制惊厥

积极控制惊厥，避免发生脑缺氧及呼吸衰竭。可给予地西泮、水合氯醛、副醛、苯巴比妥等药物抗惊厥，新生儿首选苯巴比妥控制惊厥，负荷量20mg/kg，1小时后予维持量5mg/（kg·d）。

2.降低颅内压

有颅内高压者给予甘露醇0.25～0.5g/kg，静脉推注，q6h～12h，必要时加用呋塞米0.5～1mg/kg，以及其他降低颅内压措施。

3.抗休克、防治弥散性血管内凝血

强调个体化的液体复苏，合理应用正性肌力药、血管加压药及血管扩张药。可用肝素抗凝，100U/（kg·次），首次静脉推注，以后静脉滴注，4～6小时1次，一般不超过24小时。同时补充血浆和凝血因子。

4.支持疗法

注意热量和液体的供应，维持水、电解质酸碱平衡、血糖平稳，保持内环境稳定；输血及血浆，可使用丙种球蛋白。

5.监护

应密切监测呼吸、脉搏、血压等生命体征、意识水平和水电解质、血糖情况，观察尿量、瞳孔变化，早期发现休克及脑疝。

四、护理措施

（一）高热护理

保持病房安静，空气新鲜。绝对卧床休息，每4小时测量一次体温，观察热量和伴随症状，鼓励患者多喝水，必要时静脉补液。出汗后及时换衣服，注意保暖。体温超过38℃及时给予物理冷却或药物冷却，以减少脑氧消耗，防止高热惊厥，并记录冷却效果。

（二）饮食护理

保证足够的热量摄入，根据患者的热量需求制订饮食计划，给予高热量、清淡、易消化的流质或半流质饮食。少量多餐，减少胃胀，防止呕吐。注意食物的配置，增加患者的食欲。频繁呕吐不能进食的人要注意观察呕吐情况，静脉输液，保持水电解质平衡。监测患者日热卡摄入量，及时适当调整。

（三）日常生活护理

协助患者洗漱、进食、大小便及个人卫生等生活护理。做好口腔护理，呕吐后帮助患者漱口，保持口腔清洁，及时清除呕吐物，减少不良刺激。做好皮肤护理，及时清除大小便，保持臀部干燥，必要时使用气垫等抗压力器材，预防压疮的发生。注意患者安全，躁动不安或惊厥时防坠床及舌咬伤。

（四）疾病观察和护理

1.监测生命体征

如果患者有意识障碍、瞳孔变化、不安、频繁呕吐、四肢肌肉张力增加等抽搐先兆，则表明脑水肿和颅内压升高的可能性。如果呼吸节律不规则，瞳孔大小或两侧大小，光反应缓慢，血压升高，应注意脑疝和呼吸衰竭的存在。应定期检查、密切观察和详细记录，以便尽快发现并进行急救。

2.观察并发症

如果患者在治疗过程中发烧或恢复，前囟门饱满、颅裂、呕吐、频繁抽搐，应考虑并发症的存在。可作颅骨透射法和头部透射法CT扫描期诊断、及时处理扫描检查等。

3.准备抢救药品和设备

准备氧气、吸引器、人工呼吸机、脱水剂、呼吸兴奋剂、硬脑膜下穿刺包和侧脑室排水包。

4.药物治疗护理

了解各种药物的使用要求和不良反应。如静脉药物配伍禁忌；青霉素稀释后1小时内输出，防止损伤，影响疗效；高浓度青霉素必须避免渗出血管，防止组织坏死；观察氯霉素骨髓抑制作用，定期进行血常规检查；静脉输液速度不宜过快，以免加重脑水肿；保护血管，确保静脉输液畅通；记录24小时的水量。

（五）心理护理

安慰、关心和照顾患者及其家属，使他们接受疾病的事实，鼓励他们战胜疾病的信心。根据患者及其家长的接受程度，介绍疾病、治疗和护理的目的和方法，使其积极配合。及时缓解患者不适，获得患者及其家属的信任。

第二节　病毒性脑炎

病毒性脑炎是指病毒感染所引起的脑实质炎症，常表现为发热、头痛、抽搐、意识障碍和脑膜刺激征等，可致中枢神经系统局灶性损害。病毒性脑炎预后不佳，病死率高，常留有严重后遗症，如乙型脑炎患儿的后遗症可达30%，病毒也可感染脑膜出现脑膜炎。脑膜炎可分为细菌性和无菌性两类。后者是指脑脊液涂片和细菌培养为阴性的脑膜炎。一般无菌性脑膜炎多为病毒感染所致，故无菌性脑膜炎和病毒性脑膜炎几乎成为同义词。病毒性脑膜炎的病程一般较短，预后较好。病毒性脑膜脑炎是指脑实质和脑膜同时感染。

一、临床表现

起病急，但其临床表现因脑实质部位的病理改变、范围和严重程度而有所不同。

（一）弥散性大脑病变

主要表现为发热、反复惊厥发作、不同程度意识障碍和颅内压增高症状。惊厥大多呈全身性，但也可有局灶性发作，严重者呈惊厥持续状态。患儿可有嗜睡、昏睡、昏迷、深度昏迷，甚至去皮质状态等不同程度的意识改变。若出现呼吸节律不规则或瞳孔不等大，要考虑颅内高压并发脑疝的可能性。部分患儿尚伴偏瘫或肢体瘫痪表现。

（二）额叶皮层运动区病变

临床则以反复惊厥发作为主要表现，伴或不伴发热。多数为全部性或局灶性强直–阵挛或阵挛性发作，少数表现为肌阵挛或强直性发作。皆可出现癫痫持续状态。

（三）其他

若脑部病变主要累及额叶底部、颞叶边缘系统，患儿则主要表现为精神情绪异常，如躁狂、幻觉、失语，以及定向力、计算力与记忆力障碍等。伴发热或无热。多种病毒可引起此类表现，但由单纯疱疹病毒引起者最严重，该病毒脑炎的神经细胞内易见含病毒抗原颗粒的包涵体，有时被称为急性包涵体脑炎，常合并惊厥与昏迷，病死率高。其他还有以偏瘫、单瘫、四肢瘫或各种不自主运动为主要表现者。不少患儿可能同时兼有上述多种类型表现。当病变累及锥体束时出现阳性病理征。

本病病程大多2～3周。多数完全恢复，但少数遗留癫痫、肢体瘫痪、智力倒退等后遗症。

二、诊断

目前，病毒性脑炎尚无确诊的金标准，通常的诊断条件是：

（1）临床上有似病毒感染所致的脑实质受损征象。

（2）脑电图呈弥散性异常（部分可局灶化）。

（3）无占位性病变征象（某些局灶性脑炎例外）和特征性颅脑影像学表现。

（4）血清抗体滴度明显增高（特别是恢复期比急性期高4倍以上）。

（5）脑脊液有或无炎症性改变，查不到细菌（包括结核分枝杆菌、霉菌等）感染的证据。

（6）脑脊液查到病毒抗原或特异性抗体。

（7）脑组织发现病毒。

三、治疗

（一）抗病毒治疗

1.核苷类似物抗病毒药

核苷类似物抗病毒药主要是通过与合成DNA必须的核苷酸竞争DNA聚合酶上的结合部位而抑制病毒DNA聚合酶或反转录酶的活性、掺入病毒DNA链中使其合成终止，从而发挥抗病毒作用。

（1）阿昔洛韦、更昔洛韦：阿昔洛韦对HSV和其他疱疹病毒具有较强的抑制作用，其对疱疹病毒的毒性比对宿主的毒性强300～3000倍，剂量为10mg/（kg·d），分3次静脉给药，时间最少10d，如为新生儿单纯疱疹病毒脑炎，则剂量可达60mg/（kg·d）。若大剂量治疗14～21天，将大大降低单纯疱疹病毒脑炎的复发率，早期及时应用能有效降低致残率和病死率。80%的阿昔洛韦代谢产物经肾脏排泄，应密切监测肾功能，并注意维持机体水平衡。更昔洛韦对CMV有效。

（2）病毒唑：病毒唑具有广谱抗病毒作用，对DNA、RNA型多种病毒均有显著抑制作用。其作用机制为抑制病毒磷酸次磺嘌呤核苷脱氢酶，使其不能合成鸟嘌呤核苷酸，从而抑制病毒合成和复制。它对单纯疱疹病毒、乙脑病毒、腺病毒等均有抑制作用。常用剂量为10～15mg/（kg·d），静滴，疗程1～2周。该药耐受性好，不良反应少，主要为可逆性溶血性贫血，长期大剂量应用也可引起中枢神经系统毒性反应。

（3）阿糖腺苷（Ara-A）：阿糖腺苷是嘌呤核苷的同系物，能抑制病毒合成DNA，对疱疹病毒属如单纯疱疹病毒、水痘B带状疱疹病毒作用最为显著。阿糖腺苷在体内经脱氨变成阿糖次磺嘌呤后，仍具有抗病毒活性。脑和脑脊液浓度约为同时的血清浓度的一半。常用剂量为10～15mg/（kg·d），静滴12小时或更长时间，疗程2～3周。不良反应包括恶心、呕吐、体重减轻、乏力、白细胞减少、静脉炎和震颤等，但均为一过性，发生率和严重程度与剂量有关，限制剂量和12小时静滴可使不良反应减小到最低程度。

（4）双去氧胞嘧啶核苷（DDC）：双去氧胞嘧啶核苷为目前已知核苷衍生物中抗人类免疫缺陷病毒最强有力的药物。双去氧胞嘧啶核苷通过抑制人类免疫缺陷病毒复制周期中的反转录酶而产生抗病毒作用。用于治疗艾滋病及艾滋病相关综合征。其他还有拉米夫定、齐多夫定、斯塔夫定等，可用于儿童人类免疫缺陷病毒感染的治疗。

2.非核苷类似物抗病毒药

（1）膦甲酸钠：此药是焦磷酸盐的类似物，通过结合于焦磷酸结合点来抑制病毒DNA聚合酶，可用于巨细胞病毒、人类疱疹病毒9型等疱疹病毒性脑炎的治疗。口服吸收差，需静脉用药。诱导治疗为60mg/kg（持续静滴1小时），q8h，连用2~3周；免疫抑制者需维持治疗，90~120mg/kg，qd，至少10天。不良反应为肾毒性，也可致低钙、高磷血症。

（2）普来可那立：普来可那立是一种新型的抗微小核糖核酸病毒药物，其作用机制在于阻止病毒脱衣壳病毒复制的目的。普来可那立已被证实具有广泛的抗肠道病毒和鼻病毒的作用，在临床实验中对肠道病毒性脑膜脑炎具有较好的疗效。推荐剂量2.5~5.0mg/kg，每日3次，共7天。

（3）干扰素（IFN）：α、β、γ干扰素分别为白细胞、成纤维细胞及T淋巴细胞在病毒或其他刺激物作用下产生的一类具有生物活性的糖蛋白，具有抗病毒、抗增殖及免疫调节作用。可选择性阻断病毒mRNA，从而抑制病毒蛋白的合成，但对病毒无直接杀灭作用。α干扰素常用于病毒性脑炎的抗病毒治疗，用量为每次100万国际单位，肌内注射，每日1次，3~5天为一疗程。常见不良反应为发热，对高热患儿应在降温后再用。

（二）对症治疗

1.止惊治疗

地西泮和苯巴比妥是止惊治疗的一线用药。咪达唑仑是治疗病毒性脑炎并惊厥持续状态的安全有效药物，对呼吸循环抑制小，不良反应较轻，先用0.1~0.3mg/kg，负荷后即予0.1~0.3mg/（kg·h）持续泵入。此外，水合氯醛、氯硝西泮和丙戊酸钠等也可用于其他止惊治疗无效的病例。

一般病例在惊厥控制后不需长期口服抗癫痫药。但反复全身性、部分性发作持续状态；部分性发作后有运动、言语等障碍；昏迷超过24小时伴有抽搐者；影像学有局灶性炎症病灶或梗死灶者；这些病例遗留癫痫的可能性较大，近期反复发作也易加重脑损伤，故在负荷量后，建议加用口服抗癫痫药物。病后3个月、6个月复查脑电图，若背景活动正常，无痫样放电，临床无后遗症，则可考虑渐停抗癫痫药。

2.高热处理

有效退热控制体温在正常范围，以降低脑耗氧量和脑代谢。高热可增加脑血流量和脑代谢率，加重脑水肿及病灶酸中毒和循环障碍；高热易诱发惊，促进呼吸衰竭及脑疝；高热还可诱发神经元死亡和凋亡。控制高热有物理降温、化学降温、中药治疗等，其中低温疗法疗效得到充分肯定。一般维持核心体温 34~36℃。时间过长，温度过低常有一系列不良反应。可在头部冷敷、戴简易冰帽等，但要避免局部或耳廓冻伤；还可给予亚冬眠疗法，氯丙嗪和异丙嗪各 0.5~1.0mg/kg肌注或静注，每4~6h1次，应严密注意呼吸情况。

3.降低颅内高压

床头抬高15°~30°，维持至轻度脱水状态，但要保证血压及微循环正常。常用药物包括甘露醇、高渗钠液、地塞米松、呋塞米、甘油、血清蛋白等，对婴幼儿，应特别注意保持水、电解质平衡，边脱水边补液。

4.糖皮质激素治疗

糖皮质激素对于急性病毒性脑炎治疗的价值仍有争议，一般不推荐应用。激素可抑制干扰素和抗体形成，导致病毒感染不易控制和扩散。激素作为膜稳定剂，可降低毛细血管通透性，减轻炎症反应，抑制星形胶质细胞生成一氧化氮，并具有清除自由基的作用，可减轻脑水肿，降低颅内压，发挥脑保护作用。对于重症病例，尤其是合并顽固性颅内高压、中枢性呼吸衰竭、脑疝征兆时，可短期应用激素，以减轻炎症反应，减少并发症的发生，改善预后。

5.丙种球蛋白

目前认为大剂量丙种球蛋白作用机制可能为：

（1）恢复机体独特型抗原体系，中和致病性自身抗体。

（2）抑制致病性细胞因子。

（3）抑制补体结合，阻止膜溶解复合物形成。

（4）Fc受体的调节与封闭。

（5）抗超抗原的作用。

（6）调理T细胞功能和增强抗原识别。

（7）髓鞘再生作用。

（8）抗癫痫作用。

目前关于丙种球蛋白治疗病毒性脑炎的随机对照临床试验研究不多，尚待临床进一步证实。推荐剂量为400mg/（kg·d），静脉滴注，连用3～5天。目前普遍认为大剂量丙种球蛋白是一种安全有效的方法，但临床观察有少数不良反应，如过敏反应、继发性IgA缺乏症、血源性传播性疾病、血管运动功能障碍、充血性心力衰竭、肾功能不全或血液黏度增加等。

（三）生命支持治疗

1.保护脑功能

对出现昏迷的重症患儿应给予生命支持，迅速建立静脉输液通道，吸氧，安置生命指征、血氧浓度监测仪器；维持正常生命功能（血压、脉率、呼吸及血氧饱和度）。早期、大剂量使用纳洛酮，适于Glasgow评分不高于7分。纳洛酮是4种阿片受体的拮抗剂，是钙离子拮抗剂、兴奋性氨基酸及其受体的拮抗剂，还可改善呼吸抑制、促进意识恢复、调节神经系统兴奋及抑制功能、改善微循环、减轻脑水肿和脑损害。首剂剂量0.4～0.8mg，稍稀释后静脉注射，以后按0.4～1.2mg每30分钟至2～4小时重复静脉点滴，病情稳定后12～24小时停用。胞二磷胆碱，每日4～12mg/kg可增强脑干功能、增加上行网状激活系统的兴奋性。第4代银杏叶制剂金纳多可改善缺血脑组织血流量，防止自由基对脑细胞的破坏，提高缺血组织对氧及葡萄糖的利用率。

2.呼吸支持

一旦发现有早期呼吸衰竭应立刻气管插管，此时脑血管自动调节功能尚存在，过度通气维持$PaCO_2$25～30mmHg，PaO_2为100～150mmHg，可使脑血管适当收缩、减少颅内脑血流量、降低颅内高压。晚期脑血管自动调节功能麻痹，过度通气则无效。为避免胸腔压力过高，影响脑静脉回心引流，故应加大呼吸频率、潮气量不要过大。若无急性呼吸窘迫综合征，一般不用呼气终末正压，加强气道湿化，避免用力叩背及长时间吸痰憋气。

3.维持循环功能稳定

循环衰竭多与呼吸衰竭并存，可根据情况补充血容量，应用升压药、强心剂、利尿剂，并维持电解质平衡。应用人工呼吸机时，间歇正压呼吸使心排血量及静脉回心血量减少，肺血管阻力增高。如用呼吸机时间较长，容易促使心力衰竭的发生，应控制静脉输液的速度及量，必要时应用洋地黄制剂。

4.维护胃肠道功能

消化道应激性溃疡出血是重症病毒性脑炎早期严重并发症之一，病死率极高。

（1）积极处理基础疾病和危险因素：抗感染、抗休克，纠正低蛋白血症、电解质和酸碱平衡紊乱，保护心、脑、肾等重要器官功能。

（2）加强胃肠道监护：可插入胃管，定期定时检测胃液pH值，并定期检测血红蛋白水平及粪便隐血试验。

（3）尽早肠内营养：早期肠内营养对危重症患儿不仅具有营养支持作用，而且持续的食物刺激有助于维持胃肠黏膜的完整性、增强黏膜屏障功能。

（4）一旦发生呕血、黑便等消化道出血症状及体征，提示溃疡已经发生，应立即补液，维持正常血液循环，必要时输血。

（5）选用质子泵抑制剂或H_2受体阻滞剂抑酸治疗，可首选质子泵抑制剂，对合并有凝血机制障碍的患儿，可输注血小板悬液、凝血酶原复合物等，以及其他纠正凝血机制障碍的药物。

（6）药物治疗不能控制病情的，应立即内镜检查并内镜下止血治疗。

（7）经药物、内镜、放射介入等治疗措施仍不能有效止血者，可在条件许可的情况下，考虑外科手术治疗。

四、护理措施

（一）一般护理

保持呼吸道通畅，患儿卧位或头偏一侧，及时清理患儿呕吐物和分泌物，防止窒息。抬高床头20°～30°，利于静脉回流，降低脑静脉窦压力，利于降颅压。卧床期间协助患儿洗漱、进食、大小便及个人卫生，保持皮肤清洁干燥。

（二）饮食护理

给予高热量、高蛋白、清淡、易消化的饮食，昏迷或吞咽困难的患儿，应尽早给予鼻饲，保证热卡的供应。

（三）症状护理

1.高热

监测体温，高于38.5℃给予物理或药物降温，以减少大脑耗氧。出汗后及时更换衣服，鼓励患儿多饮水，必要时静脉补液。

2.颅内高压

密切观察体温、脉搏、呼吸、血压、神志、瞳孔的变化，如血压增高伴头痛、喷射性呕吐，多为颅内高压，应即刻通知医师，降低颅内压。如患儿出现抽搐，应立即给予镇静药，并保护肢体及口唇、舌头，观察瞳孔及呼吸，以防因肢体移位致脑疝形成和呼吸骤停。如喉中痰响明显或出现面色发绀，立即吸痰以保持呼吸道通畅，必要时气管切开或使用人工呼吸机。

3.意识障碍

去除影响患儿情绪的不良因素，创造良好的环境，恢复脑功能。针对患儿存在的幻觉、定向力错误的现象采取适当措施，提供保护性照顾。昏迷患儿取侧卧位或平卧位，头偏一侧，以保持呼吸道通畅。定时翻身及按摩皮肤，以促进血液循环，必要时使用气圈和气垫床，预防压疮的形成。轻拍患儿背部，促进其痰液排出，减少坠积性肺炎的发生。

4.肢体功能障碍

保持肢体呈功能位置，病情稳定后及早帮助患儿逐渐进行肢体的被动或主动锻炼，注意循序渐进，采取保护措施，尽快恢复肢体功能。

（四）用药护理

了解各种药物的配伍禁忌、使用要求及不良反应。如脱水药应在30min内用完，以迅速提高血浆渗透压，降低颅内压力，但要注意防止渗漏，以免引起组织坏死。静脉输液的速度不能太快，以免加重脑水肿。阿昔洛韦为高效广谱抗病毒药，只能缓慢滴注，不可快速推注，不可用于肌内注射和皮下注射。不良反应有一时性血清肌酐升高、皮疹、荨麻疹，尚有出汗、血尿、低血压、头痛、恶心等。静脉给药者可有静脉炎。

（五）心理护理

给予患儿和家长安慰与关心，帮助树立战胜疾病的信心，根据患儿及家长接受的程度，介绍病情，解释治疗护理的目的、方法，使其主动配合。

第三节　癫痫

癫痫是小儿神经系统的常见病之一，是多种原因造成的慢性脑功能障碍，导致神经元过度同步放电，引起反复的、自发的、不可预测的癫痫发作，同时对躯体、认知、精神心理和社会功能等多方面产生不良影响。据世界卫生组织（WHO）报告，估计全球约5000万癫痫患者，在世界范围内的患病率为5.00%～11.2%。据中国抗癫痫协会统计数据显示，目前我国约有900万名癫痫患者，而且每年还会有40万新发病例，我国0～14岁儿童癫痫的发病率为151/10万，患病率为3.45%，其中5岁以内起病占50%左右。

一、临床表现

小儿癫痫的主要症状就是癫痫发作，癫痫发作分为全面性发作和局灶性发作。全面性发作一开始是两个大脑半球同时放电，发作时伴有明显的意识障碍，可以表现为失神发作、强直阵挛发作、强直性发作、阵挛性发作、肌阵挛发作，以及失张力性发作。

局灶性发作表现为神经元过度放电，起始于一侧大脑的某一部位，临床表现开始仅限于身体的一侧。一般可以分为单纯局灶性发作，包括运动性发作和感觉性发作。也有一部分小儿是复杂性局灶性发作，发作时伴有不同程度的意识障碍，可以出现精神症状，反复刻板的自动症，如吞咽、咀嚼、舔舌、拍手、摸索、自言自语等。近年来的研究证明，癫痫不仅是临床发作，而且常常伴有神经行为的共患病，包括认知障碍、精神疾病以及社会适应行为障碍等。

二、诊断

癫痫的诊断原则可分为四个步骤：确定发作性症状是否为癫痫发作，确定癫痫发作类型，诊断可能的癫痫综合征，确定或寻找癫痫的病因。

癫痫的诊断方法包括详细病史资料、体格检查和辅助检查。发作症状的描述要确切。既往史要包括出生前、围产期、新生儿期详细情况，以及婴幼儿期的发育情况。详细询问脑损伤史，特别是外伤、感染、中毒史。家族史着重于发作性疾病及其遗传特征。体检和神经系统检查必须详尽，注意不要忽略脑瘤、感染、脑寄生虫病、代谢紊乱、先天性代谢异常、神经皮肤综合征等疾病。实验室检查主要有：

（1）脑电图，可以帮助确定发作的性质和部位，也有助于明确癫痫的分类。

（2）神经影像学检查，有助于发现病灶和病因。

（3）血、尿生化检查与脑脊液检查及代谢筛查，可发现代谢异常、感染、中毒、免疫紊乱等病因。

（4）癫痫相关的基因检查。

三、治疗

（一）常用抗癫痫药

1.巴比妥类—苯巴比妥

（1）作用与用途：苯巴比妥是巴比妥类药物之一，于1912年开始用于抗惊厥及抗癫痫治疗。至今仍认为是应用最广泛的，低毒的，价廉的抗癫痫药物。可用于各型癫痫，对全身性强直阵挛发作及部分性发作有效，对复杂部分性发作及失神发作效果较差。

（2）体内过程：该药口服后，由于代谢慢，3～4h才达到血中药物峰浓度。$t_{1/2}$长，为96h±12h，达稳态血浓度需14～21日。新生儿$t_{1/2}$可达115h。主要在肝内代谢占40%～60%，氧化的羟苯巴比妥无活性。经肾排出原型药物约占10%～40%。

（3）用法与用量：开始可用小剂量，按2～3mg/（kg·d），分2次口服，必要时渐增至5mg/（kg·d）。

（4）不良反应及注意事项：本药最常见的不良反应是小儿易兴奋不安，活动多。药物的过敏反应并不常见，如皮疹、高热等，一旦出现，应立即停药。有严重肝肾功能不全时，禁用静脉注射。值得注意的是，苯巴比妥断药反应见于长期服药后突然停用，常导致癫痫持续状态，故应逐渐减量，以免发作加重。

（5）制剂规格：片剂：0.015g，0.03g；注射剂：0.05g，0.1g。

2.苯二氮䓬类

本类药物能增加突触对抑制性递质γ-氨基丁酸（GABA）的释放和促进突触后受体的功能。常用药物有地西泮、硝西泮和氯硝西泮。其抗癫痫范围、作用强度、体内过程、不良反应有许多类似之处。代表药物为地西泮，广泛应用于临床。

（1）地西泮

①作用与用途：本药抗癫痫效力较氯氮䓬强5~10倍，无论是中枢性或末梢性肌痉挛均有效。对各种类型的癫痫发作均有效。对肌阵挛性发作、癫痫持续状态疗效最好（70%~80%的发作可得到控制）；对局限性发作及精神运动性发作疗效差些。有效血清药物水平约为0.6~1μg/mL。

②体内过程：地西泮口服吸收快，1h达血药浓度峰值，肌内注射吸收慢，且不规则。静脉注射后，由于脂溶性高，迅速通过血脑屏障，并大量进入脂肪组织，故发挥药效快。血浆蛋白结合率高，与竞争结合血浆蛋白结合部位的药物相互作用不明显，能透过胎盘屏障影响胎儿，本品可从乳汁分泌。主要经肝代谢，代谢物有去甲地西泮、去甲羟西泮，仍有不同程度的药理活性，最终与葡萄糖醛酸结合自尿中排出。有肝肠循环，口服后6~12h可再度出现血药浓度高峰，具有消除慢、作用持久，长期反复应用有蓄积中毒的危险。约为32h。

③用法与用量

A.治疗癫痫

小儿剂量：口服，1岁以下，1~2.5mg/d，1岁以上，2.5~10mg/d。也可用"年龄+1法"简便计算，如2岁3mg/d，4岁5mg/d。幼儿不超过5mg/d，5~10岁小儿不超过10mg/d。

B.治疗癫痫持续状态，抗惊厥和严重频发性癫痫

小儿剂量：缓慢静脉注射，0.25~0.3mg/（kg·次）或每岁用1~2mg/次，但不超过10mg/次。

对婴儿应稀释使用，新生儿禁用。

④不良反应：有嗜睡、眩晕、疲倦、头昏、头痛、口渴、胃肠运动障碍，大剂量偶见共济失调。静脉注射速度过快可引起呼吸和循环功能抑制。连续使用数周或数月，可以产生依赖性，突然停药可发生戒断症状，如失眠、兴奋、焦虑、震颤，甚至惊厥。

⑤制剂规格：片剂：2.5mg；注射剂：10mg（2mL）。

（2）硝西泮

①作用与用途：常用作催眠药，较少用于抗焦虑症，也用于婴儿抗惊厥，对小发作型癫痫疗效好，特别是对肌阵挛发作，对其他型癫痫发作也有效。

②体内过程：口服易吸收，2h达峰浓度，维持药效6~8h，生物利用度约为78%，血浆蛋白结合率为80%。主要由肝代谢，代谢物从尿中排出。可透过胎盘屏障影响胎儿。$t_{1/2}$为21~25h。

③用法与用量：小儿剂量：口服，0.2~0.3mg/（kg·d），2次/天。

④不良反应：同地西泮。

⑤制剂规格：片剂：5mg。

（3）氯硝西泮

①作用与用途：为广谱抗癫痫药。它能选择性地抑制癫痫病灶的活动，同时又能制止惊厥扩散。临床主要用于婴儿痉挛症、肌阵挛性发作。静脉注射可治疗惊厥或癫痫持续状态。对癫痫频繁发作的小儿常于第1次与丙戊酸钠联合应用后立见功效。连续用药2周可达最大效应。

②体内过程：口服吸收良好，30~60min即出现作用，1~2h达高峰血浓度，有效血药浓度为25~75μg/mL，作用可持续6~8h。血浆蛋白结合率为85%，t1/2约为22~38h。几乎全部在体内通过硝基还原而失活，由尿中排泄，以原型药物排出者不足0.5%。

③用法与用量：小儿剂量：口服，0.01~0.03mg/（kg·d），逐渐增加剂量至维持量，0.1~0.2mg/（kg·d）；缓慢静脉注射，0.01~0.1mg/（kg·次）。

④不良反应：有时出现肌张力下降、嗜睡、气管分泌物增多。偶有血压下降，抑制呼吸及循环功能。

⑤制剂规格片剂：0.5mg，2mg；注射剂：1mg（1mL）。

3.二丙基乙酸酯类—丙戊酸钠

（1）作用与用途：丙戊酸是短链脂肪酸，在化学结构上是不含芳香环及卤素的抗癫痫药。其作用机制为促进脑内GABA功能的作用。本品为戊酸钠的 α-丙基衍生物。为广谱抗癫痫药。

本药临床可用于多种发作。尤其对失神发作、强直-阵挛型发作和肌阵挛发作特别有效。临床试验结果：若以服药后发作频率减少75％~100％为满意疗效，则失神发作，原发性强直阵挛型发作为85％~90％，继发性全身强直阵挛发作＜50％，部分性发作约30％。有人指出，难治性癫痫患者对丙戊酸钠与氯硝西泮联合治疗反应良好。

（2）体内过程：该药口服在肠道吸收迅速而完全，服药后1~4h血药浓度达峰值。$t_{1/2}$为6~15h。主要分布在细胞外液，在血中大部分与血浆蛋白结合，其结合率约为80％~94％，脑脊液中为血浆浓度的10％。主要经肝代谢，而后经肾排出。有肝脏疾病时，血浆$t_{1/2}$可延长至17~19h。该药约3~4日达稳态血药浓度，有效血浓度为50~100μg/mL。

（3）用法与用量：小儿剂量：口服，15~30mg/（kg·d），每日3次，宜从小剂量开始；静脉注射8~15mg/（kg·次），参考成人用法。

（4）不良反应及注意事项：不良反应为消化道症状，如食欲缺乏、恶心、呕吐、腹泻等。尚有运动失调，血小板减少，白细胞减少，中毒性肝炎等。值得注意肝损害多发生在2岁以下小儿，服药开始6个月以内，应每月检查肝功能，有肝病者禁用。

（5）制剂规格：片剂：100mg，200mg；口服液：每毫升含40mg；粉针剂：400mg。

4.氨甲酰氮䓬类—卡马西平

（1）作用与用途：本药抗癫痫作用的机制与苯妥英钠相似，降低细胞膜对Na^+、Ca^{2+}的通透性，从而使兴奋性下降，也能增高GABA的抑制功能。现已公认是安全、有效、广谱，抗癫痫药物。

本药对复杂部分性发作效果显著，为目前首选药物。对全身性强直-阵挛发作及原发性简单部分运动发作效果较好，对失神发作，失张力发作及肌阵挛发作效果差。

（2）体内过程：本药口服在胃肠道吸收较缓慢，单次片剂口服血浓度峰值时间为6～24h，口服吸收率约为摄入量的70%～80%，3～5日后可达稳态血药浓度。$t_{1/2}$为8～20h，有效血药浓度4～10μg/mL。

（3）用法与用量：小儿剂量；口服，为避免一过性不良反应，开始可用小量。如第1周5～10mg/（kg·d），然后渐加量，至第3～4周可加至足量，为10～20mg/（kg·d），每日2次。

（4）不良反应及注意事项：该药的不良反应与用药剂量有关，如嗜睡，复视，眼球震颤及一过性可逆性白细胞减少，故应定期查血常规、血小板等。如小儿用药后白细胞总数小于4000/mm³，中性粒细胞小于40%，应酌情减少药物剂量，甚至考虑停用。如果开始用药1周内小剂量开始，则上述不良反应可消失。值得注意的是本药有效浓度与中毒浓度接近，在12μg/mL以上为中毒血浓度，患儿中毒表现为震颤、发绀、颜面潮红，甚至抽搐。给药后4周，自身诱导已达最大限度，应测稳态药物浓度。

（5）制剂规格：片剂：0.1g，0.2g。

5.琥珀酰亚胺类

（1）乙琥胺

①作用与用途：动物实验观察，本药对戊四氮引起的惊厥有对抗作用。其作用机制不详，有人提出可能是与增强中枢抑制性递质GABA作用直接或间接地增加氯化物电导，使脑细胞抑制增强而抗癫痫。对癫痫小发作疗效好。特别是典型的失神发作，对肌阵挛性癫痫及婴儿痉挛也有一些效果，但对大发作无效。

②体内过程：本品口服吸收迅速而完全。1～4h血药浓度达高峰，有效血浓度为40～10μg/mL，甚至需达120μg/mL方能奏效，连续服药7日可达稳态血浓度。很少与血浆蛋白结合，可迅速通过血脑屏障。长期应用时脑脊液浓度可以近似于血浆浓度。在体内部分经肝代谢，代谢物及其余原型药物由尿中排出。$t_{1/2}$因年龄而异，成人平均为60h，小儿平均为30h。

③用法与用量：本品为治疗失神发作的首选药。小儿剂量：1岁以下0.1～0.2g/d；2～5岁0.2～0.3g/d；6～12岁0.3～0.5g/d。多数小儿常用有效量为20mg/（kg·d）。

④不良反应及注意事项：不良反应少见，而且较轻。常有恶心、呕吐、食欲缺乏、上腹不适，少见眩晕、头痛、嗜睡、欣快、幻觉、妄想、注意力降低，偶见粒细胞减少，红斑狼疮样淋巴结肿胀，血小板减少而致出血或淤斑，个别患者

可出现皮疹等过敏反应，应立即停药。

患有贫血及严重肝肾功能不全的患者禁用，治疗期间应定期检查血常规及肝、肾功能。

⑤药物相互作用：本品与卡马西平合用，两者代谢均可加快，而使血药浓度下降，疗效降低。

⑥制剂规格：胶囊剂：0.25g；糖浆剂：5%。

（2）苯琥胺：本药常用于癫痫的失神发作，但疗效不如三甲双酮及乙琥胺。单用可以使大发作增加。小儿剂量，口服，20～60mg/（kg·d），3次/天。从小剂量开始逐渐增加。不良反应较乙琥胺轻，少数人可出现恶心、呕吐、嗜睡、头痛、共济失调、皮疹。偶尔对肝、肾、造血功能有害。有肝、肾功能异常及孕妇慎用。

制剂规格：片剂：0.25g，0.5g。

6.恶唑烷二酮类—三甲双酮

本药是最早用于癫痫小发作的药物。对癫痫失神发作效果好，因毒性反应大，现已被丙戊酸钠、乙琥胺及苯二氮䓬类药物取代。小儿剂量20～40mg/（kg·d），婴儿最初剂量为0.15g/d；2～5岁0.3g/d，渐增至维持量0.9g/d，6～12岁最初剂量0.6g/d，渐增至1.2g/d维持量。不良反应有：胃肠功能紊乱、眼花、畏光、眩晕、头痛、嗜睡、失眠、脱发、皮疹、红斑狼疮样淋巴结肿胀、粒细胞减少、再生障碍性贫血、恶性腺病、肝、肾功能损害。

制剂规格：1片剂：0.15g；胶囊剂：0.3g。

7.新型抗癫痫药物

（1）奥卡西平

①作用与用途：奥卡西平单药治疗新诊断的成人和小儿部分性发作和全面性强直-阵挛发作的疗效与苯妥英钠相似，而且奥卡西平作为辅助用药与安慰剂比较，能显著减少小儿及成人难治性癫痫发作的频率。

奥卡西平的确切作用机制尚不明，但其主要活性代谢物-单羟基衍生物（MHD）及11-二氧-10-羟基-卡马西平，能影响神经递质离子通道。奥卡西平和MHD的抗惊厥作用与卡马西平非常类似。动物实验研究表明，奥卡西平能阻断电压依赖性钠离子通道，因此能稳定神经元胞膜，抑制了神经元反复放电，并减少突触冲动活性。研究发现，单羟基衍生物能够降低纹状体与皮层神经元的高电压活化的钙流，从而降低皮层纹状体突触的谷氨酸能冲动的传导。

②体内过程：奥卡西平是一种无活性前体物，在肝脏内很快被肝细胞酶降解形成主要有药理活性的单羟基衍生物。口服吸收完全，其生物利用度为96%。奥卡西平达稳态血浓度较快，一般3~4剂即可。为线性动力学，且无代谢自身诱导，这是区别卡马西平的一个特点，故剂量调整较简单。由于奥卡西平的主要代谢通路并不涉及肝内线粒体氧化酶，故认为肝功能损害并不影响奥卡西平的代谢。

③用法与用量：对于小儿癫痫患者，奥卡西平单药治疗应该从8~10mg/（kg·d）起始一日2次口服。如果临床耐受，可以按照1周内加至约10mg/（kg·d）的剂量以后逐渐加药至症状控制后，改用维持量。维持量不超过46mg/（kg·d），分2次服用。

④制剂规格：片剂（薄膜衣片）：0.15g，0.3g，0.6g。

（2）拉莫三嗪（利必通、那蒙特金）

①作用与用途：对12岁以上小儿及成人单药治疗，其适应证包括简单部分性发作，复杂部分发作，部分性发作继发全面性发作，以及典型失神发作。2岁以上小儿及成人的添加疗法适应证同单药治疗。据报道，拉莫三嗪对严重肌阵挛发作非但无效，还可致使加重。

拉莫三嗪是一种苯基三嗪类化合物。有类似苯妥英作用，与神经元膜抑制电压依赖性钠通道，因而稳定了突触前膜。可减低兴奋性神经递质天门冬氨酸及谷氨酸的释放，从而抑制发作。

②体内过程：口服胃肠吸收好，3h达峰浓度。呈线性药代动力学。生物利用度约为98%，血浆蛋白结合率为55%，在肝中代谢成无活性代谢物。拉莫三嗪的半衰期为25~30h。本药当与同工酶诱导剂如卡马西平或苯妥英合用时，半衰期缩短一半，而同用丙戊酸钠时则延长1倍。

③用法与用量：拉莫三嗪单药治疗，12岁以上小儿推荐剂量（kg·d），每日1次，连用2周，每隔1~2周剂量递增至0.6mg/（kg·d），最大维持剂量为2~10mg/（kg·d）。

④制剂规格：片剂：50mg，100mg。

（3）左乙拉西坦

①作用与用途：左乙拉西坦抗癫痫谱广，对部分性发作和全面性发作都有良

好的效果，并有较好的耐受。该药作为难治性部分性癫痫的联合治疗疗效较好。

②体内过程：左乙拉西坦主要以原型（6.0%）从尿液排出，24%以无活性代谢产物的形式经肾脏排泄，在代谢过程中左乙拉西坦不发生氧化或结合反应，不干扰CYP450酶系。左乙拉西坦呈线性药代动力学，其吸收和排泄过程与剂量无关。尽管较短为6~8h。但该药与血浆中的作用时间比t1/2长，因此能够一日2次给药。在肾功能受损的患者中，应根据肌酐清除率调整左乙拉西坦的剂量，而在肝脏疾病中，则一般不需调整药量。

③用法与用量：口服时需与适量水送吸，服用不受进食影响。4~11岁的儿童和青少年（12~17岁）体重≤50kg，起始剂量是10mg/（kg·d），每日2次。根据临床效果及耐受性，剂量可以增加至30mg/（kg·d），每日2次。剂量变化应以每2周增加10mg/（kg·d），每日2次。

④制剂规格：片剂：0.25g，0.5g，1.0g。

（4）加巴喷丁

①作用与用途：本品化学结构与GABA相近，但未发现与经由GABA介导的神经抑制过程有任何影响。一般认为本品进入血脑屏障，与大脑皮质、海马及小脑结合，影响神经细胞膜的氨基酸转运而起到抑制作用，具有明显的抗癫痫作用。小剂量有镇静作用，并可改善精神运动性功能。本品对常规治疗无效的某些部分性癫痫发作可用作辅助性治疗，也可用于治疗部分性癫痫发作继发全身性发作。

②体内过程：口服易吸收，2~3h达峰浓度，为2~7μg/mL。脑脊液浓度约为稳态血药浓度的2%。生物利用度与剂量有关，口服单剂量300mg时，生物利用度为60%，但剂量再增加生物剂用度反而降低。全身广泛分布，在胰腺、肾脏分布尤多，该药在体内不代谢，以原型经肾排出。5~7h血浆蛋白结合率<5%。

③用法与用量：12岁以上小儿剂量：口服，第1日300mg，睡前服。第2日600mg，分2次口服，第3日900mg，分3次服。此剂量依疗效定，多数患者在900~1800mg/d。肾功能不良反应减量。停药应渐停。

④不良反应：常见有嗜睡、头晕、共济失调、疲劳，继续服药可减轻，少见遗忘、抑郁、易激动和精神改变。罕见粒细胞减少。近年有血管炎、过敏反应、下肢灼烧样疼痛、轻度躁狂、焦虑、不安，小儿学习困难和注意力缺陷、手足徐动，致癫痫恶化（尤其肌阵挛性和失神发作）的报道。

⑤制剂规格：片剂：l50mg，300mg，600mg；散剂：50mg。

（5）氨己烯酸（喜保宁、Sabril、Sabrilex）

①作用与用途：本品通过不可逆性抑制γ-氨基丁酸转移酶而增加抑制神经递质GABA后脑中的浓度，且增高的程度与剂量相关。通常用于部分性癫痫发作，也可与其他抗癫痫药合用治疗难治性癫痫发作，还可用于小儿Lennox-Gastaur和West综合征。本品对小发作、肌阵挛性癫痫无效。

②体内过程：本品口服后1～2h可达血浆峰浓度，生物利用度为60%～80%，食物不影响本品吸收。分布容积（V_d）为0.8L/kg，本品不与血浆蛋白结合，不诱导肝药酶，在体内不代谢，清除$t_{1/2}$为5～7h，主要经过肾脏排泄，24h内的口服剂量的79%以原型随尿排泄。

③用法与用量：小儿剂量：口服，初始剂量20～40mg/（kg·d）。老年人、肾功能损害者剂量减半。

④注意事项：禁用于全身性癫痫和有精神病史者，孕妇及哺乳期妇女不宜使用。慎用于老年人及肾功能损害者。停药时应逐渐减量，一般需2～4周。最新研究表明，服用2年以上的患者，有40%发生视野缺损，因此服用本品6个月做1次视野检查。

⑤制剂规格：片剂：500mg。

（6）抗痫灵

①作用与用途：本品是由我国民间验方开发的抗癫痫新药。其有效成分为胡椒碱，本药可增强抑制性递质的功能，以对抗癫痫发作。

②用法与用量：小儿剂量：口服，10mg/（kg·d），每日分2次服用。抗痫灵发挥疗效时，不产生精神抑制作用，但长期应用时可产生抗癫痫作用，有耐受性倾向。

③不良反应：一般不良反应很低，无胡椒碱样的局部刺激作用，对肝、肾及造血系统无不良影响。成人应用偶有头痛、恶心、嗜睡等，小儿少见，偶有一过性皮疹。临床如遇对其他抗癫痫药物失效时仍可换用此药。木药如与其他抗癫痫药物同用，没有明显相互作用。

④制剂规格：片剂：50mg。

（二）癫痫持续状态的治疗

1.快速控制发作

院内治疗无法建立静脉通道时可肌内注射咪达唑仑，0.2～0.3mg/kg，最大剂量10mg；或者10%水合氯醛溶液0.5ml/kg灌肠。若已有静脉通路，给予地西泮，每次用量0.3~0.5mg/kg，一次不超过10mg，缓慢静脉注射，多于5分钟内生效，过程中注意观察是否有呼吸抑制。

2.支持治疗

保持呼吸通畅，吸氧；维持生命功能，保护脑和其他重要脏器功能，防治并发症。发作停止后，给予抗癫痫药物以防再发。

美国癫痫学会发布了《癫痫持续状态治疗的循证医学指南》推荐基于时间轴的治疗流程，包括稳定阶段、一线治疗阶段、二线治疗阶段、三线治疗阶段。可参考运用。

四、护理措施

（一）健康宣教

自患儿入院起，护理人员即应与患儿进行积极的交流，在了解患儿各项情况的同时，建立起良好的护患关系。同时注意应尽可能满足患儿及家属的合理需求，以增强其安全感和对护理人员的信任感，同时消除其对于陌生环境的恐惧感，以提升患儿的护理依从性。在开展各项护理操作的过程中，护理人员应严格遵守各项流程以及操作制度，保持充分的耐心及细心，完善各项相关知识的宣教工作，帮助患儿及家属了解该疾病的治疗方法、治疗措施、注意事项、可能出现的不良反应以及预期效果等。一般来说，宣教方式包括口头宣教、组织讲座、发放宣传手册等，以增加患儿及家属对于各项相关情况的了解程度，从而减轻心理负担。

（二）心理干预

在病痛折磨加上陌生环境的双重作用之下，患儿通常比较缺乏安全感，所以存在负性情绪的情况较为普遍，一般包括紧张、焦虑、恐惧、抑郁等。此时护理人员应注意为患儿提供心理护理，增加与患儿进行交流的频率，并引导患儿家属增加对患儿的陪伴、安慰和鼓励，以帮助患儿保持愉悦的心情和积极的状态，从而增加患儿的安全感和对护理人员的信任感，同时提升患儿的依从性。在患儿出现负性情绪时，可采用即时心理护理以及转移注意力的方式改善患儿情绪，如看动画片、唱儿歌、听故事、做手指操等。

（三）情感支持

护理人员应指导患儿家属学习确认小儿癫痫发作的诱因以及识别发作先兆，以强化患儿及家属对于病情的控制能力，并能够在癫痫发作之前进行科学的预防和准确的识别，以尽量完善准备工作，也就能够尽量降低患儿在病情发作时受到的伤害。同时，患儿家属应能够增加对于患儿的关注和关心，使患儿获得情感支持，进而建立起对于治疗和护理的信心。

（四）饮食指导

注意对患儿的饮食进行控制，保持其饮食清淡，尽量减少油腻、高盐、辛辣食物的食用，将食物中脂肪和非脂肪的比例控制在4∶1，以逐渐提升患儿的身体素质，也就能够为后续治疗打下良好基础，并降低患儿在癫痫发作时受到伤害的概率。

（五）作息指导

癫痫患儿普遍具有睡眠质量较差的特点，护理人员及患儿家属均应注重督促患儿养成良好的睡眠习惯，并可以根据实际情况选择培养午睡习惯，以保障患儿得到充分的休息。要求患儿在准备入睡时不可玩玩具、聊天等，且外界应能够保持安静以及光线的适宜，以提升患儿的睡眠条件和睡眠质量。

（六）运动指导

受到疾病、溺爱等多方面因素影响，癫痫患儿普遍不具有运动的习惯，且家长对于患儿运动习惯的培养也不够重视，导致患儿易出现免疫力低下的情况。所以根据患儿的实际情况，应帮助患儿制订科学合理的运动计划，由家长每日陪伴患儿散步、爬楼梯、慢跑等，以强化患儿的身体素质。

参考文献

[1] 侯静，宋丽丽，林建军，等.妇产科疾病诊治理论与治疗方案[M].广州：世界图书出版广东有限公司，2022.

[2] 耿杰.实用妇产科临床进展[M].长春：世界图书出版长春有限公司，2022.

[3] 张艳.常见妇科疾病治疗进展[M].汕头：汕头大学出版社，2022.

[4] 马文靖，殷玉芳，王国萍，等.临床妇儿诊疗与护理[M].汕头：汕头大学出版社，2022.

[5] 王怀兰.妇儿常见疾病诊疗与护理[M].汕头：汕头大学出版社，2022.

[6] 刘巍，王爱芬，吕海霞.临床妇产疾病诊治与护理[M].汕头：汕头大学出版社，2021.

[7] 吴绪峰.妇科疾病诊疗技术规范[M].武汉：华中科技大学出版社，2021.

[8] 葛莉娜.辽宁省妇科护理规范[M].沈阳：辽宁科学技术出版社，2020.

[9] 朱燕.儿科疾病护理与健康指导[M].成都：四川科学技术出版社，2022.

[10] 郭勇，张守燕，郑馨茹，等.儿科疾病治疗与急救处理[M].哈尔滨：黑龙江科学技术出版社，2022.

[11] 张勇.儿科疾病专科诊疗精粹[M].武汉：湖北科学技术出版社，2022.

[12] 王雁，杜宏，许慧荣.儿科护理[M].济南：山东人民出版社，2021.

[13] 王婷，张京晶，范勇.儿科常见疾病诊疗与护理[M].广州：世界图书出版广东有限公司，2021.

[14] 张娟.儿科护理技术[M].汕头：汕头大学出版社，2021.

[15] 胡荣.现代儿科护理学精粹[M].西安：陕西科学技术出版社，2021.